ケーススタディ
薬局病院薬学

東京薬科大学薬学部教授 下 枝 貞 彦
東京薬科大学薬学部教授 杉 浦 宗 敏　編著

東京薬科大学附属薬局　著

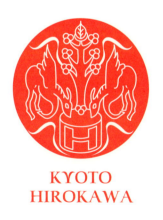

KYOTO
HIROKAWA

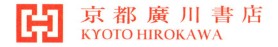

―― **執筆者一覧**（50音順，所属は2019年4月現在）――

榎 本 圭 純（東京薬科大学附属薬局）
大 野 裕 人（東京薬科大学附属薬局）
尾 田 哲 哉（東京薬科大学附属薬局）
河 路 宏 実（東京薬科大学附属薬局）
清 海 杏 奈（東京薬科大学薬学部助教）
下 枝 貞 彦（東京薬科大学薬学部教授）
杉 浦 宗 敏（東京薬科大学薬学部教授）
滝 澤 健 司（東京薬科大学附属薬局）
田 中 玲 子（東京薬科大学附属薬局）
鳥 越 沙 織（東京薬科大学附属薬局）
永 井 亜矢子（東京薬科大学附属薬局）
福 本 　 紗（東京薬科大学附属薬局）
藤 崎 玲 子（東京薬科大学附属薬局管理薬剤師）
堀 　 祐 輔（東京薬科大学薬学部教授）
三 橋 　 香（東京薬科大学附属薬局）

まえがき

「地域包括ケア」という新たな医療制度の枠組みを合言葉に，保険薬局と病院薬局がタッグを組んで，健康寿命の延伸に貢献することが求められている．保険薬局と病院薬局が連携することの重要性は以前から何度も繰り返し言われてきたが，具体的にどのような分野で相互の得意分野を活かすことで連携が可能となるのか，その具体的な方法が見つからないこともしばしば経験してきた．この様な環境下ではあるが，地域包括ケアの枠組みの中で，保険薬局はかかりつけ薬局・かかりつけ薬剤師として様々な役割が期待されており，医薬分業制度の中で患者を中心に据え，その他の医療機関との連携を今以上に強化し，患者情報を共有することで効率的に活用していくことが今以上に必要とされてきている．

しかし，今でも保険薬局では受け取った処方箋を早く正確に調剤してくれればそれだけで十分で，それ以上のことは特に望んでいない患者も多く存在しているのが現実である．したがって薬剤師自身が自分たちの言葉で，なぜかかりつけ薬局・かかりつけ薬剤師が安心安全な薬物治療を受ける上で必要なのか，明確に説明していく必要がある．また同時に薬学生諸君は，これから地域包括ケアの枠組みの中で自らが将来どのような役割を演じ，どのようなキャリアデザインを構築するべきなのかを考え，それを実現させなければならない．

そこで本書は，保険薬局や病院薬局で長きにわたり勤務経験のある教員や現役薬剤師が中心となり，将来に渡って保険薬局と病院薬局がそれぞれどのような観点から独自の薬剤師業務を遂行し，どのような分野で連携が可能となるのか，わかりやすく解説することに努めた．特に具体的事例にこだわり，執筆者自らの経験を紙面上で再現し，時間軸でその後の経過を示しながらキーワードに解説を加えることとした．したがって，本書は地域包括ケアの枠組みにおいて薬剤師が現在提供しているファーマシューティカルケアの内容を学ぶ必要がある薬学生ばかりでなく，新たな薬剤師業務の創生を目指す若手薬剤師にとっても活用可能な構成となっている．本書が多くの皆様方のお役に立てれば幸いである．

最後に，薬剤師の在り方に確固たる考え方を持ち，本書の企画編集を意欲的に進めていただいた京都廣川書店・廣川重男社長，鈴木利江子氏，田中英知氏をはじめとする編集部の皆様に，厚く御礼申し上げます．

2019 年 3 月

下枝　貞彦

目 次

序章　保険薬局・病院薬局の概要 ―― 1

Ⅰ. 保険薬局業務の概要　1

- Ⅰ-1　保険調剤業務の流れ …… 2
- Ⅰ-2　臨床現場で活躍する薬剤師の業務を理解するために …… 3
  - Ⅰ-2-1　処方箋受付　3
  - Ⅰ-2-2　患者情報の収集　4
  - Ⅰ-2-3　処方監査　5
  - Ⅰ-2-4　入　力　5
  - Ⅰ-2-5　調　剤　6
  - Ⅰ-2-6　調剤監査　6
  - Ⅰ-2-7　服薬指導と薬剤の受け渡し　9
  - Ⅰ-2-8　会　計　9
  - Ⅰ-2-9　薬歴，調剤録の作成と処方箋の保管，廃棄　10
- Ⅰ-3　クリニカル　クエスチョン …… 14
- Ⅰ-4　演習問題 …… 14

Ⅱ. 病院薬局業務の概要　15

- Ⅱ-1　臨床現場で活躍する薬剤師の業務を理解するために …… 15
- Ⅱ-2　キーワードの解説 …… 17
  - Ⅱ-2-1　プロトコールに基づく薬剤の提供　18
  - Ⅱ-2-2　医師への処方提案　19
  - Ⅱ-2-3　外来患者の薬学的管理　19
  - Ⅱ-2-4　副作用の発現状況や有効性の確認　20
  - Ⅱ-2-5　リフィル処方　21
  - Ⅱ-2-6　外来化学療法　21
  - Ⅱ-2-7　入院患者の薬学的管理　22
  - Ⅱ-2-8　分割調剤　22
  - Ⅱ-2-9　無菌調製　22
- Ⅱ-3　病院薬局の未来像 …… 23
- Ⅱ-4　クリニカル　クエスチョン …… 23
- Ⅱ-5　演習問題 …… 23

　　Column　感染制御チーム（ICT）と
　　　　　　抗菌薬適正使用支援チーム（AST）の違いを教えてください　25

Case 1 かかりつけ薬局・かかりつけ薬剤師 ―― 27

- 1-1 キーワードの解説 ―― 30
  - 1-1-1 医薬分業　30
  - 1-1-2 かかりつけ薬局・かかりつけ薬剤師　31
  - 1-1-3 かかりつけ薬剤師指導料　32
  - 1-1-4 健康サポート薬局　36
  - 1-1-5 まとめ　38
- 1-2 クリニカル　クエスチョン ―― 38
- 1-3 演習問題 ―― 39
  - Column　かかりつけ薬剤師制度スタート　39

Case 2 ドラッグストア・医薬品卸売業者 ―― 41

- 2-1 キーワードの解説 ―― 44
  - 2-1-1 健康管理　44
  - 2-1-2 セルフメディケーション　45
  - 2-1-3 疾病の予防（予防医学）　46
  - 2-1-4 健康日本21（第二次）　47
  - 2-1-5 薬局アイテム　49
  - 2-1-6 医薬品の適正使用　51
  - 2-1-7 薬物乱用防止　52
  - 2-1-8 ゲートキーパー（自殺防止）　53
  - 2-1-9 医薬品の流通と卸売販売業　54
- 2-2 クリニカル　クエスチョン ―― 55
- 2-3 演習問題 ―― 56
  - Column　医薬品の特定販売（インターネット販売）　57

Case 3 チーム医療 ―緩和ケア― ―― 59

- 3-1 キーワードの解説 ―― 60
  - 3-1-1 医薬品（鎮痛薬）の適正使用　60
  - 3-1-2 多職種連携，チーム医療　64
- 3-2 クリニカル　クエスチョン ―― 67
- 3-3 演習問題 ―― 67

Column　緩和薬物療法認定薬剤師　68

Case 4　経口抗がん剤 —病院から薬局へ— — 71

4-1　キーワードの解説 — 72
- 4-1-1　地域包括ケアシステム　72
- 4-1-2　ファーマシューティカルケア（pharmaceutical care）　73
- 4-1-3　保険薬局と病院薬局との連携体制の重要性　73
- 4-1-4　「地域包括ケアシステム」における保険薬局の役割　74
- 4-1-5　保険薬局，病院，大学間に求められる新たな連携体制　77
- 4-1-6　診療報酬の改定からみた保険薬局への新たな期待　78

4-2　クリニカル　クエスチョン — 79
4-3　演習問題 — 79

Column　薬局薬剤師にも開かれた認定薬剤師制度
　　　　—外来がん治療認定薬剤師とは—　81

Case 5　在宅医療 — 83

5-1　キーワードの解説 — 85
- 5-1-1　介護保険制度　85
- 5-1-2　地域包括ケアシステム　88
- 5-1-3　在宅患者訪問薬剤管理指導・居宅療養管理指導の実際　89

5-2　クリニカル　クエスチョン — 97
5-3　演習問題 — 97

Case 6　ポリファーマシー（多剤併用） — 99

6-1　キーワードの解説 — 103
- 6-1-1　ポリファーマシー（多剤併用）　103
- 6-1-2　高齢者の身体機能（フレイル，サルコペニア）　103
- 6-1-3　高齢者の安全な薬物療法ガイドライン　105
- 6-1-4　一元管理（かかりつけ薬局・かかりつけ薬剤師・お薬手帳）　108
- 6-1-5　トレーシングレポート（服薬情報提供書）　109
- 6-1-6　高齢者の薬物療法における薬剤師の役割　110

6-2　クリニカル　クエスチョン — 111

6-3 演習問題 *112*
    Column　高齢者の医薬品適正使用の指針とは？　*113*

Case 7　医療安全 ── *115*

7-1　キーワードの解説 *116*
    7-1-1　医療過誤　*116*
    7-1-2　薬剤師業務の流れ（リスクマネージメント）　*123*

7-2　クリニカル　クエスチョン *125*
7-3　演習問題 *125*
    Column　JQHCの「医療安全情報」　*126*

Case 8　薬物中毒 ── *127*

8-1　キーワードの解説 *128*
    8-1-1　医薬品（ベンゾジアゼピン系薬）の適正使用　*128*
    8-1-2　薬物乱用防止　*130*
    8-1-3　医薬品供給体制（向精神薬）　*134*

8-2　クリニカル　クエスチョン *136*
8-3　演習問題 *136*
    Column　偽造処方箋を見抜け！　*136*

Case 9　災害への医療支援 ── *139*

9-1　キーワードの解説 *140*
    9-1-1　災害時の薬剤師が救援活動を行ううえでの留意事項　*140*
    9-1-2　災害時の薬剤師の救援活動　*140*
    9-1-3　医療救護所における薬剤師の活動　*142*
    9-1-4　医薬品集積所における薬剤師の活動　*148*
    9-1-5　お薬手帳による薬剤師の救援活動（東日本大震災を例に）　*149*
    9-1-6　災害時の薬剤師に対する指揮命令系統　*151*
    9-1-7　災害時の業務引き継ぎと撤退　*151*

9-2　クリニカル　クエスチョン *152*
9-3　演習問題 *152*

Column　大震災発生後の支援方法にはプッシュ型支援と
　　　　プル型支援があると聞きましたが，両者の違いは何ですか？　*153*

Case 10　スポーツファーマシスト ―――― *155*

10-1　キーワードの解説 …………………………………… *157*
　10-1-1　スポーツファーマシスト　*157*
　10-1-2　アンチ・ドーピング　*158*
　10-1-3　禁止表国際基準と手続き　*160*

10-2　クリニカル　クエスチョン ……………………… *171*

10-3　演習問題 …………………………………………… *171*
　Column　スポーツと薬物の歴史　*173*

Case 11　学校薬剤師 ―――――――― *175*

11-1　キーワードの解説 …………………………………… *176*
　11-1-1　学校薬剤師とは　*176*
　11-1-2　学校薬剤師の職務内容　*176*
　11-1-3　校内環境の定期・臨時検査　*177*
　11-1-4　学校環境衛生基準の達成状況調査　*177*

11-2　学校薬剤師の未来像 ……………………………… *183*

11-3　クリニカル　クエスチョン ……………………… *183*

11-4　演習問題 …………………………………………… *183*
　Column　シックハウス症候群とは何ですか？　*184*

付録　演習問題　解答・解説 ―――― *185*

索　引 …………………………………………………………… *197*

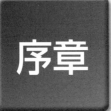

保険薬局・病院薬局の概要

　院外処方箋発行率の大幅な上昇や，薬学教育が6年制に延長されすでに6年制のカリキュラムを終了した薬剤師が社会で活躍するなど，薬剤師や薬学教育を巡る環境は大きな様変わりを遂げた．薬学教育年限の延長を踏まえ，保険薬局や病院薬局で勤務する薬剤師の役割にも，当然のことながら，かつて薬剤師が経験したことのない異次元的変化が生じている．そこで本書では，これら社会情勢の変化に伴う，新たな保険薬局や病院薬局における薬剤師の役割について解説する．併せて本書を通じ，今後，両薬剤師がどのように連携をとることによって国民からさらなる信頼を得られる職種へと大きく変貌していくべきなのか，そのあるべき姿を考えたい．

　なお，医薬品，医療機器等の品質，有効性及び安全性の確保等に関する法律（薬機法）では，「薬局」を薬剤師が販売または授与の目的で調剤の業務を行う場所と定義している．しかし医療機関（病院）における「調剤所」についても，長年の慣例にしたがって現在でも「薬局」と呼ばれていることから，本書では薬局を「保険薬局」と「病院薬局」に大別し表記する．

Ⅰ．保険薬局業務の概要

　保険薬局に求められる機能は多岐にわたっており，調剤業務や一般用医薬品販売，在宅医療への参画，かかりつけ薬局，健康サポート薬局など国民への医療だけでなく，健康維持や増進に対する取り組みも必要になっている．

　高齢化社会の到来に伴い，在宅医療への取り組みが広がっている．在宅医療は，個人宅だけでなく介護老人保健施設などで行われることもあり，医師による往診と処方箋発行後の調剤業務，服薬指導などを担当する．この場合，調剤業務だけではなく，患者の精神的，肉体的な自立を支援し，患者とその家族をサポートする必要がある．

　一般用医薬品販売の場合，処方箋がないため，患者の症状やニーズを聞き，適切な商品を推奨し，適正使用のアドバイスなどを行う．その際，患者の体質や希望を考慮しながら，商品を選定する必要があるため，コミュニケーション能力が重要になる．同時に，多様な生活雑貨についての知識も必要となる．最近では，多剤併用の患者で薬剤による有害事象が起こるポリファーマシー対策や，身体がストレスに弱くなって身体機能障害や健康障害を起こしやすい状態になっているが，早期に介入すれば元の健康状態に戻れる状態を示す高齢者のフレイル（加齢とともに運動機能や認知機能が低下してきた状態）対策も，薬剤師に求められる重要な業務となりつつある．

I-1 保険調剤業務の流れ

　1960年に薬剤師法が制定され（第一世代），現在に至るまで（第五世代）薬剤師の業務内容は大きく変化してきた．これに伴い，薬剤師に求められる業務，知識が増えてきていると同時に社会からのニーズも高まっている．調剤薬局での業務についても，処方箋による調剤，薬の正しい用法用量の指導，薬や食品との飲み合わせや食べ合わせのチェックを行ったり，一般用医薬品を販売する際には，消費者の求めに応じて，その症状に合った薬を探したり，症状の度合いによっては専門医等への受診を勧めたりしている．さらに，健康維持とセルフメディケーション（軽度な身体の不調は自分で手当てする）のサポートも行う．また，漢方薬や健康食品・サプリメントの選び方，在宅介護の支援，禁煙サポート，ドーピング可否に係る相談などにも対応する必要がある．最近ではいろいろな分野での専門薬剤師制度があるため，これらの資格を取得することで，よりよい指導を人々に提供する環境が整いつつある．以下に，薬局薬剤師に求められる業務内容の変遷を示す（図Ⅰ-1）．

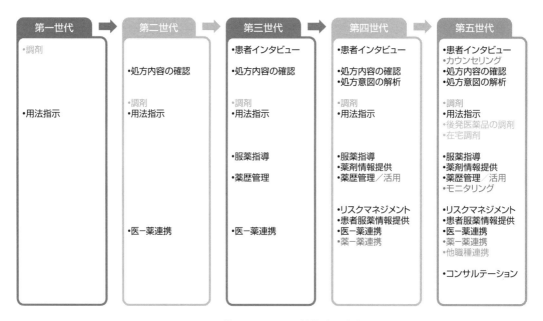

図Ⅰ-1　薬局における調剤業務の変化
（日本薬剤師会（2013）薬剤師の将来ビジョン，p.4）

　保険調剤の流れは，以下のようになっており，薬剤師は各業務を通して，患者が安全な薬を，安心して，正しく服用してもらえるように努めている．

　　処方箋受付 → 患者情報の収集 → 処方監査 → 入力 → 調剤 → 調剤監査
→ 服薬指導と薬剤の受け渡し → 会計 → 薬歴，調剤録の作成と処方箋の保管，廃棄

本項の目標
- 保険薬局業務の流れを以下のPhaseに沿って理解し説明できる．
  Phase 1　調剤前の準備
　　処方箋受付
　　患者情報の収集
　　処方監査
　　入力
  Phase 2　調剤の実際
　　調剤
　　調剤監査
　　服薬指導と薬剤の受け渡し
  Phase 3　調剤後の手続き
　　会計
　　薬歴，調剤録の作成と処方箋の保管，廃棄

I-2　臨床現場で活躍する薬剤師の業務を理解するために

I-2-1　処方箋受付

　患者から処方箋とお薬手帳を受け取り，体調変化や残っている薬がないか，ジェネリック医薬品の希望等を確認する．併せて，保険証や公費の受給者証などを確認し，有効期限や処方箋への記載内容に間違いがないか確認する．初めてその保険薬局に来局した患者には，問診票の記入をお願いする．また，保険薬局は，以下の2点を確認する義務がある．
　① その処方箋が保険医により交付されたものであること
　② 処方箋または保険証により療養の給付を受ける資格があること
　保険証を必ずしも預かる必要はないが，処方箋の内容からだけではそれらを確認できない場合，もしくは，保険証の内容を確認する必要があると思われる場合は，患者に保険証の提示を求め，保険調剤を行ううえで必要な事項を確認することが求められる．
【関連する法規】
（薬担規則第3条）保険医療機関は，健康保険の診療に従事している医師又は歯科医師（以下「保険医等」という）が交付した処方せんであること及びその処方せん又は被保険者証によって療養の給付を受ける資格があることを確かめなければならない．
（薬担規則第8条）患者に対して，後発医薬品（GE）に関する説明を適切に行わなければならない．この場合において，薬剤師は，後発医薬品を調剤するよう努めなければならない．

―キーワードと解説―
① 挨拶の重要性
　どのような業種でも挨拶が重要なのはいうまでもない．言葉遣いや身振り，身だしなみは，すべての基本といえる．

I-2-2　患者情報の収集

　薬剤師は，処方された薬剤について，患者またはその家族等から服薬状況等の情報を収集して薬剤服用歴に記録し，これに基づき薬剤の服用等に関して必要な指導を行う必要がある．
　以下の①から⑪までの事項については，問診票などに記入してもらうなどして，処方箋の受付後，調剤を行う前に患者や家族等に確認する．
　① 患者の体質・アレルギー歴・副作用歴等の患者についての情報の記録
　② 患者またはその家族等からの相談事項の要点
　③ 服薬状況
　④ 残薬の状況
　⑤ 患者の服薬中の体調の変化
　⑥ 併用薬等（一般用医薬品，医薬部外品およびいわゆる健康食品を含む）の情報
　⑦ 合併症を含む既往歴に関する情報
　⑧ 他科受診の有無
　⑨ 副作用が疑われる症状の有無
　⑩ 飲食物の摂取状況等（現に患者が服用している薬剤との相互作用が認められているものに限る）
　⑪ 後発医薬品の使用に関する患者の意向
　特にFAXによる処方箋に基づく調剤では，上記①から⑪に十分に注意して行う必要がある．

―キーワードと解説―
① 処方箋の使用期限
　処方箋の期限切れには注意が必要．処方箋の使用期間は，特別な記載がない限り，交付日を含めて4日以内だが，処方箋に書かれている文字が小さすぎてほとんどの患者から理解されていない．後から期限切れに気づき患者に伝えるとクレームの元になる可能性があるため，受付時に確認する方がよい．
② 保険証の確認
　病院や医院では保険証を提示する患者も，保険薬局では提示しない場合が多い．保険の切り替えだけでなく，公費（生活保護，難病医療，自立支援など）や限度額，負担割合（0～3割）などの確認が必要な場合も多いため，お薬手帳の確認と一緒に保険証の確認も同時に行うとよい．

③ 後発医薬品での調剤
　　服薬状況，残薬状況の確認および，後発医薬品の使用に関する患者の意向の確認のタイミングは調剤を行う前の処方箋受付時が適切と考えられる．

I-2-3　処方監査

　患者に処方されている薬が適切かどうかを，過去の履歴やお薬手帳の情報と照らし合わせながら確認する．調剤時や患者との会話の際に生じた疑問点や，処方薬の規格や用法用量，処方日数の記載漏れ，記載ミスなどに関しても，その疑問点が解消されるまでは調剤してはならない．特に高齢者や小児への処方は，小さなミスでも生命に関わるので慎重な確認が必要となる．誤りや疑問が生じた場合は，必ず処方医へ疑義照会を行い，確認や修正を行う必要がある．
　処方箋の内容に記載不備や誤記，薬学的な疑問があった場合には処方医に確認する．
【関連する法規】
（薬剤師法第 24 条）薬剤師は，処方せん中に疑わしい点があるときは，その処方せんを交付した医師，歯科医師又は獣医師に問い合わせて，その疑わしい点を確かめた後でなければ，これによつて調剤してはならない．

I-2-4　入　力

　処方箋に記載されている処方内容をレセプトコンピュータ（以下，レセコン）に入力する際にも，処方内容に誤りがないか確認すると同時に，入力ミスがないかも確認する必要がある．また，患者の保険情報に変更がないかの確認をする．患者の薬剤服用歴の記録に基づいて，処方された薬剤の重複投薬，相互作用，薬物アレルギー等を確認したうえで調剤を行う必要がある．特に重要な確認すべき事項の例を以下に示す．
　① 小児や幼児の体重
　② 処方薬と併用薬の飲み合わせ
　③ 似た名前の薬剤への処方ミス
　④ 腎機能や肝機能障害のある患者への処方量
　⑤ 抗がん剤の用法（2 週間服用後，2 週間休薬する場合など）
　⑥ 処方日数に制限のある薬
　⑦ 一包化に適さない薬の有無

── キーワードと解説 ──
① レセコン操作
　　多くの薬局では，レセコンに入力を行っているが，機種によって入力方法が異なる．そのため，患者の待ち時間削減のためにも，レセコンの操作方法や保険請求の仕組みについても十分に理解しておく必要がある．

I-2-5 調剤

　処方箋に基づいて薬を調剤する．最近では，処方薬の棚を指示してくれるバーコードリーダー，散剤瓶の確認や秤量の指示などを行い記録する散剤監査システム，ヒート薬を処方箋の指示通り払い出す自動錠剤ピッキング機，水剤の分注混合および用法シールの印刷まで同時に行う自動水剤分注機，内蔵された薬剤を用いて自動的に一包化を行う自動分包機等により，迅速に正しく調剤支援が行われるようになっている．患者の求めに応じて服用時点や服用日数，患者名，薬剤名を印字して調剤を行うこともできる．一方で，薬剤師が直接調剤しなければならない場面も多いため，慎重に行う必要がある．また，処方箋に変更不可の記載がない処方薬に関して，患者の求めに応じて後発医薬品へ変更して調剤を行うこともあるので，薬歴の確認や患者確認など，薬剤師が確認すべき業務は多い．

【関連する法規】
(薬剤師法第19条) 薬剤師でない者は，販売又は授与の目的で調剤してはならない．
(薬剤師法第21条) 調剤に従事する薬剤師は，調剤の求めがあつた場合には，正当な理由がなければ，これを拒んではならない．
(薬剤師法第22条) 薬局以外の場所で，販売又は授与の目的で調剤してはならない．
(薬剤師法第23条) 薬剤師は，医師，歯科医師又は獣医師の処方せんによらなければ，販売又は授与の目的で調剤してはならない．
(薬剤師法第25条) 薬剤師は，販売又は授与の目的で調剤した薬剤の容器又は被包に，処方せんに記載された患者の氏名，用法，用量その他厚生労働省令で定める事項を記載しなければならない．

I-2-6 調剤監査

　処方箋と薬袋（やくたい，図I-2）へ監査印を押印し，患者にとって，今回の処方内容が適切であるか判断する．薬歴に記載されている，過去の処方歴や原疾患，既往歴，お薬手帳記載の併用薬等の内容を基に，総合的に判断して，処方薬や処方量の妥当性について最終判断を行う．また，入力内容や薬袋の記載内容を確認し，手帳の取り違えなどがないよう細心の注意を払って最終の監査を行い，監査印を押印して終了する．

―― キーワードと解説 ――

① 処方内容，処方量，薬歴内容
　　処方箋の不備，記載内容の間違いなどを，薬歴に記載された患者情報を考慮しながら確認する．アレルギー経験のある薬が処方されていないか，既往歴からみて今回の処方は問題ないか，一包化は行われているかなども確認する．
② 薬袋の記載事項
　　薬袋には，患者に正しく薬を飲んでもらうための情報が書かれている．この薬袋には，いつ，どの薬を，何錠飲むか，などが記載されており，記載内容が間違っていると，患者

は服用量などを間違えてしまうので，慎重にチェックする必要がある．

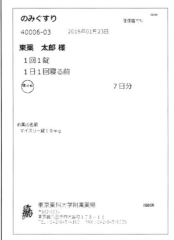 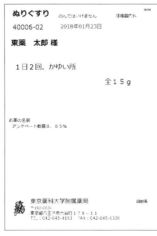 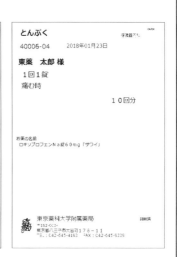

図Ⅰ-2 薬袋の記載例

③ 調剤薬の確認

　処方箋に記載される内容は「商品名（一般名）＋剤型＋含量（または濃度）」となっているので，処方箋から薬剤を特定し，調剤された薬で問題ないかを確認する．剤型でも錠とOD錠，散剤の1％と10％など，規格（含量，濃度）の間違いは多い．また，ノルバスク®とノルバデックス®など似た商品名の間違いもよくあるため，一字一句チェックする．

④ 量の確認

　錠剤のシートには，10錠，14錠，21錠包装など様々な種類があるため，計算間違いをしていないかチェックする．分包した散剤や錠剤の数量確認と，空包の重さ，1日量，全量をもとに重量の確認を行う．

⑤ 調剤方法の確認

　一包化された薬は，服用時点ごとに分包されているか確認する．錠剤やカプセルの識別は，薬に刻印された記号や番号（識別番号）で特定する．また，薬剤の品質や異物の混入も確認する．

⑥ 薬剤情報提供書の確認

　効能効果，用法用量，副作用など，処方された薬の情報を記載した文書のことを，薬剤情報提供書（薬情，図Ⅰ-3）といい，用法用量などはもちろんのこと，遮光や冷所保存が必要な薬は，それらの情報が記載されているかどうかも確認する．また，副作用情報には患者を必要以上に不安にさせる記載もあるので，そのような情報がないかどうかも確認すべきである．

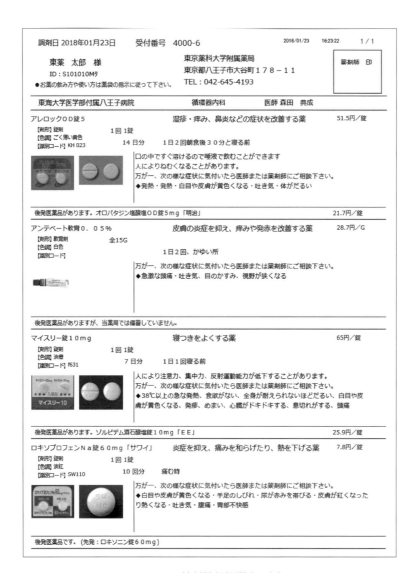

図Ⅰ-3　薬剤情報提供書の例

⑦ 禁忌の確認

　患者の併用薬や他の疾患，健康状態から服用できない薬が処方されることがある．患者への聞き取り，お薬手帳や薬歴から，処方内容に問題がないことを確認する必要があり，必要に応じて疑義照会を行う．例えば，風邪をひいた妊娠後期の患者に，禁忌薬であるNSAIDsが処方されたり，シクロスポリン服用中の患者にロスバスタチンのような禁忌薬が処方されることがある．また，併用禁忌薬や同種同効薬を他の医療施設から処方されていることもあるので，現在の服用状況の確認も含めて確認し，健康被害の予防に努める．

I-2-7 服薬指導と薬剤の受け渡し

　薬の効能・効果，用法・用量，使用上の注意点をわかりやすく説明する．患者から得た情報は薬歴に記録し，その記録に基づいて患者の薬に関する悩みについて一緒に考え，患者の求めや理解度に合わせた指導を行う．さらに，必要に応じて，健康上の悩みや異常，不安がないかを確認する．例えば，頭痛やめまいなどで悩んでいる場合，脳神経外科へ受診勧奨することもある．また，血液検査の結果から生活習慣を改善する必要がある場合には，生活指導や食事指導を行う必要がある．薬剤師は，調剤された外用剤の貼付，塗布または噴射に関し，医学的な判断や技術を伴わない範囲内での実技指導を行わなければならない．最終的に薬の内容や錠数に間違いがないかを患者と確認した後に薬を渡す．継続受診の患者の場合，次回受診日まで薬が足りるかなども確認する．

【関連する法規】
（薬担規則第8条）薬剤師は，保険医等の交付した処方せんに基いて，患者の療養上妥当適切に調剤並びに薬学的管理及び指導を行わなければならない．
（薬剤師法第25条の2）薬剤師は，販売又は授与の目的で調剤したときは，患者又は現にその看護に当たつている者に対し，調剤した薬剤の適正な使用のために必要な情報を提供しなければならない．
（薬機法第9条の3）薬局開設者は，調剤された薬剤を購入し又は譲り受けようとする者に対して薬剤を販売し，又は授与する場合には，従事する薬剤師に書面を用いて，その適正な使用のために必要な情報を提供させ，及び必要な薬学的知見に基づく指導を行わせなければならない．

解説

① 薬剤師の説明は専門用語を使いがちだが，患者が理解できなければ意味がないため，薬理作用や副作用は，簡単な言葉に言い換えたり，例え話を用いるなど，患者目線に立って話をすると理解しやすい．

② 服薬指導では，限られた時間の中で，できるだけ多くの情報交換をする必要がある．そのため薬剤師は，処方内容から医師の意図を考察したうえで指導を行う．また，患者との信頼関係を構築するうえでも，患者の疾病と体調，今後の治療についても指導内容に盛り込むように心がけるとよい．そのため，代表的な疾病や，その治療方法についての知識も必要になってくる．食事や運動に関する知識を持っていると，さらによい指導ができるため，多くの知識が必要であることはいうまでもない．

I-2-8 会　計

　ほぼすべての保険薬局での会計は，レセコンを用いて計算しており，厚生労働省の定めた調剤報酬基準に従い，情報提供や薬学的管理の内容に応じて確定される．上限額があったり公費負担のある患者の場合は，個別での計算が必要な場合もあるので，算出の根拠は理解しておく必要が

ある．会計後は領収書と明細書を渡すのを忘れてはならない．
【関連する法規】
(薬担規則第4条) 患者負担金の受領
(薬担規則第4条の2) 領収書と明細書の発行
(薬担規則第10条の2) 薬剤師は，その行つた調剤に関する情報の提供等について，保険薬局が行う療養の給付に関する費用の請求が適正なものとなるよう努めなければならない．

キーワードと解説

① 一部負担金
　　医療保険制度では患者も調剤報酬の一定の割合を負担することになっており，薬局で支払う代金のことを「一部負担金」という．一部負担金は基本的には3割だが，子供，高齢者，生活保護の患者や特定の疾患患者など，公費で負担金がまかなわれることにより，支払いがない時もある．また，難病医療など上限額が設定されている場合は，自己負担上限額管理票への記入を行う必要がある．

② 薬剤服用歴管理指導（薬歴管理料）
　　薬剤服用歴管理指導料は，薬剤師が，患者に対して薬剤服用歴が経時的に管理できる手帳等（お薬手帳等）により，薬剤服用歴および服薬中の医薬品等について確認し指導を行った場合に算定できる．つまり，お薬手帳持参の有無で，支払代金が異なることがあるので，患者への説明が必要となる．

I-2-9　薬歴，調剤録の作成と処方箋の保管，廃棄

　薬剤師は，患者に指導した内容を患者ごとに薬剤服用歴（薬歴）に記載しておく．患者基本情報をはじめ，処方・調剤内容，薬学管理に必要な生活像・体質・疾患・併用薬情報，コンプライアンス，体調変化，服薬指導の要点，手帳の有無，今後の指導の留意点を必ず薬歴に記載する必要がある．また，保険調剤に係る医薬品以外の医薬品に関するものを含め，記録に基づいて行った薬剤の服用および保管取り扱いに関する指導も記載する．

　記載方法はSOAP形式で書かれることが多いが，企業や店舗ごとによっては独自の決まりで記載することもある．薬歴の書き方は厳密に決まっているものではないが，次回の調剤や服薬指導する時に前回の薬歴を参考にするので，誰にでもわかりやすく記載する必要がある．

　SOAP形式での記載では，以下の分類に従って薬歴に記載している．

S：subjective data（主観的情報：咳が出て食欲がない，みぞおちがキリキリする，下痢症状が続いているなど）
O：objective data（客観的情報：検査値，血圧，併用薬など）
A：assessment（薬剤師による評価）
P：plan（行った服薬指導）

【記載例】（図Ⅰ-4）
処方内容

　　アレロック®OD錠（5）　　2錠　　　　分2　朝食後，就寝前　　14日分
　　アンテベート®軟膏　　　 15g　　　 1日2回　身体のかゆいところに塗布
　　マイスリー®錠（10）　　　1錠　　　　分1　就寝前　　　　　　7日分
　　ロキソニン®錠（60）　　1回1錠　10回分　痛む時

患者の主観的な情報【S】
♯1：最近朝ぼーっとする．いまひとつすっきり感がなく，昼間あたりまでだるい．
♯2：身体のやわらかいところがかゆい．かゆみは落ちついてきたが，眠気はある．
♯3：薬を飲まないと夜眠れないが，薬でよく眠れている．
♯4：時々，頭痛がすることがある．
※subjective dataのそれぞれの番号に対応して以下のO，A，Pを展開するのが正式な記載方法
　だが，本書では番号どうしは対応していない．

検査や状態の客観的な情報【O】
♯1：継続処方
♯2：薬の効果が翌日まで継続している様子
♯3：手足のかゆみは落ち着いてきた
♯4：継続服用できているようで，頓用薬以外は残薬がないことを確認
♯5：起床時の血圧は130/80 mmHg

薬剤師としての専門的な分析と見解【A】
♯1：睡眠導入剤とアレルギー薬剤の併用で，眠気の症状が増強している可能性がある．
♯2：アレルギー薬の服用によってかゆみは治まり，かゆみによる不眠状態は改善されている．
♯3：昼寝による昼夜逆転の危険があるため，昼間に散歩などするように指導．

問題に関して今後の対策を練る【P】
♯1：医師からは眠剤は必要時との指導がされているようだが，患者は毎日服用している様子．
　　　服用頻度の確認と睡眠状況の聞き取りを継続する．
♯2：かゆみは抗アレルギー薬の服用により治まっている．自己判断で服用は止めないよう指導
　　　継続．
♯3：次回，残眠感の有無について再度確認する必要あり．

　処方箋の保存期間は，患者によって異なる場合があるため注意する必要がある．また，保存期間を過ぎた処方箋を廃棄する際は，処方箋に記載された個人情報の取り扱いに十分配慮しなければならない．不適切な廃棄方法により，紛失や情報漏洩が起きないよう，正しい方法で廃棄する必要がある．
【関連する法規】
（薬担規則第10条）薬剤師は，患者の調剤を行つた場合には，遅滞なく，調剤録に当該調剤に関

する必要な事項を記載しなければならない．
（薬担規則第5条・第6条）調剤録に，療養の給付の担当に関し必要な事項を記載し，これを他の調剤録と区別して整備後，その完結の日から3年間保存しなければならない．
（薬剤師法第26条）薬剤師は，調剤したときは，その処方せんに，調剤済みの旨（その調剤によつて，当該処方せんが調剤済みとならなかつたときは，調剤量），調剤年月日その他厚生労働省令で定める事項を記入し，かつ，記名押印し，又は署名しなければならない．
（薬剤師法第27条）薬局開設者は，当該薬局で調剤済みとなつた処方せんを，調剤済みとなつた日から三年間，保存しなければならない．
※生活保護や自立支援の公費対象者の処方せんおよび調剤録は5年間の保存義務がある．
（薬剤師法第28条）薬局開設者は，薬局に調剤録を備えなければならない．薬剤師は，薬局で調剤したときは，調剤録に厚生労働省令で定める事項を記入しなければならない．ただし，その調剤により当該処方せんが調剤済みとなつたときは，この限りでない．薬局開設者は，第1項の調剤録を，最終の記入の日から3年間，保存しなければならない．
（薬剤師法施行規則第16条）調剤録に記入しなければならない事項は，次のとおり．
一　患者の氏名及び年令
二　薬名及び分量
三　調剤年月日
四　調剤量
五　調剤した薬剤師の氏名
六　処方せんの発行年月日
七　処方せんを交付した医師，歯科医師又は獣医師の氏名
八　前号の者の住所又は勤務する病院もしくは診療所もしくは飼育動物診療施設の名称及び所在地

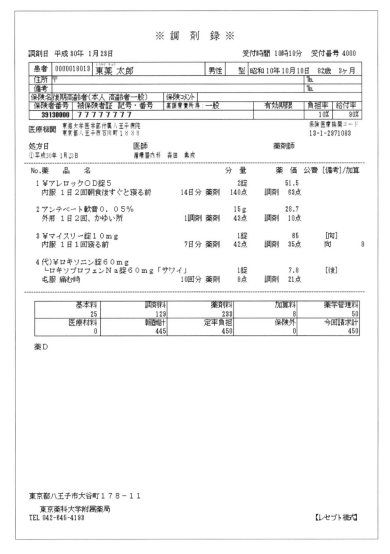

図Ⅰ-4　調剤録の記載例

キーワードと解説

① データの記載

　　血液検査のデータなどは，病態や治療経過を把握するのに重要であるため，患者への説明と併せて記録に残しておくよう努める．また，病気の発症時期，手術の実施日，次回予約日など具体的なものがあれば聞き取り，記録に残すようにする．

② 指導内容の充実と指導加算

　　危険性の高い薬や麻薬などは通常の指導より厳密で詳細な指導を行う必要がある．この際，追加で指導加算を算定できる場合がある．十分な指導を行った場合は算定し，薬歴にも記録を残す．

I-3 クリニカル　クエスチョン

問 1　将来，薬剤師としてどのような仕事や活動がしたいか考えて，まとめなさい．
　　　病院薬剤師，保険薬局薬剤師，メーカー勤務，公務員，治験会社，医薬品卸など

I-4 演習問題

問 1　以下の事故について，薬剤師としての対応を考えなさい．
　事例：患者は10年前から脳梗塞の後遺症を持つ75歳の女性患者で，当該薬局で調剤を受けた際，本来ならば胃酸中和剤（マグミット®）が投薬されるべきところを誤ってコリンエステラーゼ阻害剤（ウブレチド®）が投薬され，それを服用した結果，昨年4月7日に薬物中毒で死亡した．自動分包機への充填を誤ったのが原因で，同薬局では4月1日に調剤過誤に気づきながらも，開設者からの叱責をおそれて過誤の報告をしなかった．また，管理薬剤師は患者への服薬中止の指示や，調剤薬の回収をするなどの安全対策を講じず，放置していた．県警察本部は，A薬局の開設者を業務上過失傷害の疑いで，管理薬剤師を業務上過失致死の疑いで書類送検した．

考察 1　本来ならば，管理薬剤師はどう行動するのが適切だったか考察しなさい．
考察 2　薬局としての問題点は何か考えなさい．
　　　　例）充填の方法，監査，連絡体制など
考察 3　管理薬剤師の問題点は何か考えなさい．
　　　　例）放置の理由，医療人としての意識
考察 4　開設者の問題点は何か考えなさい．
　　　　例）日頃の言動
考察 5　患者にもできる，医療事故予防についての注意点を考えなさい．

II. 病院薬局業務の概要

　今から30年ほど前，病院薬局の業務といえば，ひたすら押し寄せる外来患者と，その後に控える入院患者の薬剤を処方箋にしたがって素早く正確に調剤することが中心であった．一方，注射薬調剤については，ごく限られた病院で注射処方箋に基づく運用が行われてはいたが，多くの基幹病院ではいわゆる注射薬伝票を基に，外来や病棟で必要とされる注射薬の本数を確認し，当該注射薬を供給するのみの業務実態があった．注射薬伝票に基づく注射薬の払い出しでは，患者にどのような理由から注射薬が投与されているのか知る由もなく，注射薬の投与については医師や看護師に任せきりの時代が長く続いていた．

　その後，病院薬局に勤務する薬剤師は，外来患者に対する薬学的管理はもちろんのこと，入院患者に対しても薬学的管理を十分に施すべきであるという考え方が浸透していった．その気運が実を結び，入院調剤技術基本料（その後の薬剤管理指導料：いわゆる「100点業務」）が算定できる時代が訪れたことで，薬剤師はいかにして医師の処方意図を考察しその解析を行いながら，チーム医療の一員として役割を果たしていくべきなのか盛んに議論が繰り返され，今日に至っている．振り返れば，1988年に新設された入院調剤技術基本料による服薬指導の点数化が，チーム医療に貢献する病院勤務薬剤師の，臨床現場における薬剤管理指導業務の幕開けを告げる一大転機となったのである．

　しかし，入院調剤技術基本料が新設された当時は，処方解析といっても，その処方を解析するために役立つ医薬品情報，海外文献，患者情報などを入手することには限界があった．ところが現在では，スマートフォンを片手に添付文書情報や海外文献を手軽に閲覧したり，電子カルテの普及により画像診断を含めた患者情報に病院薬局の調剤室からでもアクセスできたりする時代を迎えている．すなわち処方解析といっても，この30年間でその意味するものや情報量には大きな変革がもたらされたことになる．情報量の増大は，当然のことながら処方解析の質的向上をもたらすことで，薬剤師職能の裾野を広げることに大きく貢献した．これらIT化社会が処方解析にもたらした変革は，薬物治療とその副作用対策における標準化や均てん化に，計り知れない影響を及ぼしたといえる．

II-1 臨床現場で活躍する薬剤師の業務を理解するために

　改訂版のモデル・コアカリキュラムでは薬学教育の最終ゴールとして以下の10項目から構成される「薬剤師に求められる基本的資質」が設定され，教育目標の最上位に位置づけられている．
　① 薬剤師としての心構え
　② 患者・生活者本位の視点
　③ コミュニケーション能力
　④ チーム医療への参画
　⑤ 基礎的な科学力
　⑥ 薬物療法における実践的能力

⑦ 地域の保健・医療における実践的能力
⑧ 研究能力
⑨ 自己研鑽
⑩ 教育能力

さらに，平成22年4月30日付で発出された厚生労働省医政局長通知「医療スタッフの協働・連携によるチーム医療の推進について」では，チーム医療において薬剤に関する専門職である薬剤師が主体的に薬物療法に参加することの有益性を指摘するとともに，薬剤師が取り組むべき9項目の業務例が提言されている．本通知で提言され，現行制度の下において薬剤師を積極的に活用することが可能な業務は以下の9項目である．

① プロトコールに基づく薬剤の提供
　薬剤の種類，投与量，投与方法，投与期間等の変更や検査のオーダーについて，医師・薬剤師等により事前に作成・合意されたプロトコール（治療計画とそれを行うための手順）に基づき，専門的知見の活用を通じて，医師等と協働して実施すること．
② 医師への処方提案
　薬剤選択，投与量，投与方法，投与期間等について，医師に対し，積極的に処方を提案すること．
③ 外来患者の薬学的管理
　外来で薬物療法を受けている患者（在宅の患者を含む）に対し，薬学的管理（患者副作用の状況の把握，服薬指導等）を行うこと．
④ 副作用の発現状況や有効性の確認
　薬物の血中濃度や副作用のモニタリング等に基づき，副作用の発現状況や有効性の確認を行うとともに，医師に対し，必要に応じて薬剤の変更等を提案すること．
⑤ リフィル処方
　薬物療法の経過等を確認したうえで，医師に対し，前回の処方内容と同一の内容の処方（リフィル処方）を提案すること．
⑥ 外来化学療法
　外来化学療法を受けている患者に対し，医師等と協働してインフォームドコンセントを実施するとともに，薬学的管理を行うこと．
⑦ 入院患者の薬学的管理
　入院患者の持参薬の内容を確認したうえで，医師に対し，服薬計画を提案するなど，当該患者に対する薬学的管理を行うこと．
⑧ 分割調剤
　定期的に患者副作用の発現状況の確認等を行うため，処方内容を分割して調剤すること．
⑨ 無菌調製
　抗がん薬等の適切な無菌調製を行うこと．

以上，薬剤師を積極的に活用することが可能な業務として列挙された9項目については，Ⅱ-2 キーワードの解説の項でその詳細を解説する．

本項の目標
- 病院薬局における特徴的な薬剤師業務を理解する.
- 病院薬局における薬剤師業務全体の流れを概説できる.
- 病院薬局で薬剤師が実践する薬学的管理の重要性について説明できる.
- 病院薬剤部門を構成する各セクションの業務を列挙し，その内容と関連を概説できる.
- 病院に所属する医療スタッフの職種名を列挙し，その業務内容を相互に関連づけて説明できる.
- 病院における薬剤部門の位置づけと業務の流れについて他部門と関連づけて説明できる.
- 病院内の多様な医療チーム（ICT，NST，緩和ケアチーム，褥瘡チーム等）の活動を理解できる.
- 保険薬局と病院薬局との連携体制の重要性を理解する.

キーワード
薬剤師に求められる基本的資質，薬剤師が取り組むべき9項目，プロトコール，処方提案，薬学的管理，リフィル処方，外来化学療法

II-2 キーワードの解説

「医療スタッフの協働・連携によるチーム医療の推進について」の中で述べられている薬剤師が取り組むべき9項目（II-2-1からII-2-9まで）の業務例を，現行の薬剤師業務と照らし合わせると，その実施主体となる場所は病院薬局であると考えられる．以下に，病院勤務薬剤師が当該医療機関で実施すべき9項目の業務例と，その内容について解説を加える．また，図II-1に示した病院薬局の組織図（構成）を例に，各業務項目が組織図のどの部分に相当するかも併せて記す．

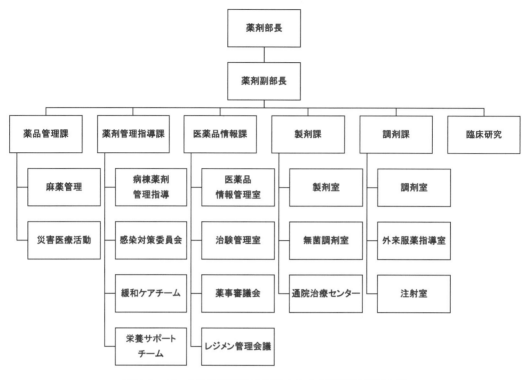

図Ⅱ-1　チーム医療の推進を目的とした病院薬局組織の例

Ⅱ-2-1 プロトコールに基づく薬剤の提供
（図Ⅱ-1 レジメン管理会議，通院治療センター）

　主として薬剤師が取り組むべき9項目の業務例の中で用いられている「プロトコール」とは，ある疾患に対してあらかじめ定められている薬物療法の計画全般を指す．当該疾患に対する薬物療法の基本方針が，医師，薬剤師および看護師など医療チームのメンバー間で検討・合意されることによりプロトコールが作成される．薬剤師にはこのプロトコールにしたがって，最適な投与量の設定や重篤な副作用発現を防止するために，臨床検査や薬物血中濃度モニタリング（TDM）を適切に計画・実施し，その結果について解析・評価を行い，その他の情報とともに，エビデンスに基づいた薬物投与計画を立案することが求められている．さらに，必要に応じて最適な処方（薬剤の種類，投与量，投与方法，投与期間等）に遅滞なく変更するとともに，速やかにチームのメンバーと情報の共有化をはかる．なお，プロトコールは，各学会の治療ガイドラインを参考にして作成することが望ましい．また，プロトコールは，処方内容の変更，検査やTDMのオーダーなど，薬剤師が実施する業務内容とその実施時期（タイミング）を明確にする．このようにして，主要な疾患ごとに薬剤師が関わるべき項目をあらかじめ明確化し，それに基づいて業務を進めることにより，薬物治療に伴う薬学的介入の見落としを防ぎ，安全で確実な薬物治療を実践することが可能となる．

　例えば，がん化学療法における副作用対策は，治療の有効性を高め，安全性を確保するうえで

極めて重要である．さらに，プロトコールに基づきがん化学療法の方針を決定する際に，支持療法（副作用対策）についても基本方針をあらかじめ決定して，激しい嘔吐などの副作用が起こった場合には，薬剤師が制吐薬の追加，変更を医師と協働して行うことも可能となる．

II-2-2 医師への処方提案（図II-1 病棟薬剤管理指導）

　患者状況（疾患名，腎および肝機能，臨床検査値，バイタルサイン，自他覚症状，薬物血中濃度，アドヒアランス等）や他施設で処方された薬剤（持参薬）などを薬剤師がアセスメントして，薬物療法全体（薬剤選択，投与量，投与方法，投与期間など）について判断し，最適な処方提案を積極的に行う．

　例えば，患者の腎機能を確認し，文献等からの情報確認後に投与量の変更が必要と判断した場合，医師へ処方提案を行い，処方変更後の効果・副作用のモニタリングを実施する．また，腎毒性を有する可能性がある薬剤が処方されている場合は，腎機能へ影響が少ない代替薬の提案を医師へ行う．さらに，感染症治療であれば，抗菌薬について，感染症別の標準的投与プロトコールを院内の感染対策委員会あるいは医師・薬剤師が作成する．薬剤師は施設内の感受性試験の結果を基に，当該抗菌薬選択の合理性を判断し，処方医に対して情報提供を行う．さらに当該抗菌薬の効果・副作用についてモニターし，薬物血中濃度が測定可能な場合，その体内動態に基づいた投与設計を提案する．

II-2-3 外来患者の薬学的管理（図II-1 調剤室，外来服薬指導室）

　たとえどのような状況下に患者があろうとも，薬剤師が何らかの形でその患者の薬物療法に携わる以上，薬剤師は適切な薬物治療と患者の副作用の早期発見と防止のための薬学的管理を行う必要がある．病院勤務薬剤師は入院中の患者だけではなく，外来患者，在宅患者，介護老人保健施設などの施設入所者などすべての薬物療法を受けている患者に対しても，適切な薬物治療と副作用の早期発見，防止のための薬学的管理を行う．

　薬学的管理の基本は，まず患者の訴えを傾聴することである．患者は医療従事者に対して様々なことを訴えてくるが，その訴えの中には副作用の予兆を示す情報が隠されている場合がある．たとえ些細な内容であっても，薬学的観点から患者の発する一言が，副作用の予兆につながっていないかどうか常に注意を払い，副作用が疑われるような場合にはその対策を講じる必要がある．また，血圧，脈拍，体温，呼吸数，意識レベルなどのバイタルサイン（基本的生命徴候）について，カルテから情報を収集する．必要に応じて在宅患者に対しては，十分にトレーニングを受けた薬剤師が医師の了解を得たうえで，副作用のモニタリングを行うために必要な行為として，打診，聴診，心電図解読などの評価などが許される場合がある．さらに医師の往診へ同行したり，カンファレンスへの参加等を通じて，治療方針や患者の状態を把握したりすることで，服薬している薬剤の的確な薬学的管理が実施できる．薬学的管理の実施項目としては，副作用のモニタリングとその対策の他に，処方された薬剤の投与量，投与方法，投与速度，重複投与，薬物間相互作用，食品との相互作用，配合変化，配合禁忌等に関する確認など，その内容は多岐にわたる．

患者の退院に際しては，副作用の初期症状と症状が出現した時の対応，緊急に医療機関を受診する必要があるのはどんな場合かなどを説明し，患者自らも副作用を回避できるよう指導する．また，入院中の薬物療法，副作用状況等を退院時サマリーに記載し，退院後の在宅医療担当者（かかりつけ医，ケアマネジャー，訪問看護師，保険薬局薬剤師，患者の家族等）と情報を共有する．

II-2-4 副作用の発現状況や有効性の確認
（図II-1 病棟薬剤管理指導，医薬品情報管理室）

薬物療法を行っている患者について，TDM，バイタルサイン，臨床検査値，画像情報などの確認により，副作用や有効性を確認し，必要に応じて最適な薬剤とその投与量や投与時間を算出し，薬剤の変更等を含めた最適な薬物療法の処方を積極的に提案する．特にTDMについては，一般に血中濃度測定が可能な薬物であれば，薬物の投与量や投与方法が適切であるかどうか客観的なデータを基に，主治医に対して処方提案ができる．また同様に，相互作用があるとされている薬剤についても，実際に血中濃度に変動があるのかどうかを目安として具体的な数値を提示しながら，主治医に対して薬剤の変更や減量などの提案をすることが可能となる．特に，腎機能が低下している患者に対して腎排泄型の薬物を投与する場合は，TDMを実施することで腎機能を指標とし一律に投与方法を決定してしまうのではなく，患者ごとに最適な投与方法を医師に対して提案することができる（図II-2）．

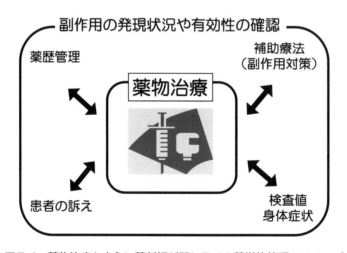

図II-2　薬物治療を中心に薬剤師が関わるべき薬学的管理のイメージ

一方，次々と新薬が臨床応用されるがん領域においては，当該薬物に対して十分な使用経験や知識を有していないと，予想外の副作用に遭遇した場合，十分な対策が施されない可能性や副作用そのものを見過ごしてしまうことがある．また新規抗がん薬については，遺伝子変異を有する患者にのみその適用を有するものが多く，がんの遺伝子変異に精通していなければ薬物治療その

ものが成り立たない状況となっている.

例えば,以前から知られているようにイリノテカンの投与に際しては,*UGT1A1*遺伝子多型解析の結果を基に,必要に応じイリノテカンの投与量や他のレジメンへの変更について医師と協議をし,より安全ながん薬物療法の実施に努める必要がある.同様に,リツキシマブなどでは,B型肝炎ウイルスキャリアの患者または既往感染者でB型肝炎ウイルスによる劇症肝炎または肝炎があらわれることがあり,死亡に至った症例が報告されている.そこで,B型肝炎ウイルス感染の有無を確認し適切な処置を行うとともに,治療期間中および治療終了後は継続して肝機能検査値や肝炎ウイルスマーカーのモニタリングを行うなど,B型肝炎ウイルスの再活性化の徴候や症状の発現に注意しなければならない.

II-2-5 リフィル処方（図II-1 調剤室,注射室）

リフィル処方とは,同一の処方箋で複数回処方薬が受けられる処方箋のことを指す.医療機関側からすれば,従来ならば調剤の都度必要であった処方箋を発行する回数が大幅に減らすことも可能となる.症状が安定している患者については,事前の医師との合意に基づき,副作用症状の有無,臨床検査値等の患者情報を確認し,問題がない場合にはこれまでの処方を継続するよう医師に提案する.患者の服薬状況なども勘案し,剤型変更,一包化調剤,投与日数の調整等を提案することも想定される.

リフィル処方に基づき調剤を行うのは,主として病状の安定した外来通院患者が対象になると予測される.保険薬局において薬剤師が院外リフィル処方箋に基づき調剤を行うためには,当該患者の病状に大きな変化がなく,引き続き同一処方を繰り返すことができる状況であることを確認しなければならない.その際,診療情報を基に患者の病状を把握する必要があることから,病院勤務薬剤師との連携が必要になる.一方,病院薬局においては,病院内で一定の条件をクリアすればリフィル処方を活用することにより,医師や看護師の業務負担を軽減し診療や看護に集中する環境が整うことで,より質の高い医療が提供できるようになるものと考えられる.

しかし,リフィル処方は患者や医師,看護師の負担を減らすメリットも大きいが,その導入にあたっては否定的意見も相次いでおり,今後どこまでこの制度が認められるようになるのか不明である.

II-2-6 外来化学療法（図II-1 通院治療センター,外来服薬指導室）

薬物療法の進歩や,薬物療法を行う患者の数が増えていることに伴い,かつては入院下で行われていた抗がん薬による点滴治療が,外来での日帰り治療に大きくシフトしている.がん化学療法のレジメンは多種多様であり,支持療法も含め治療計画に誤りがないか慎重に見極める必要がある.また,多彩な作用機構を持つ分子標的薬や抗体薬が相次いで開発され,既存のがん化学療法ではまれであった重篤で特徴的な副作用もしばしば経験するようになった.

外来化学療法を受ける患者は,治療終了後その日のうちに帰宅し自宅療養となる.自宅療養中は医療従事者による経過観察や,定期的な臨床検査が実施できないこともあり,万が一想定外の副作用が自宅で発症した場合,その対策を直ちにとることが難しい.そこで,外来化学療法が行

われる患者には，医師による治療方針等の説明後に，薬剤師が抗がん薬による治療スケジュール，有効性，副作用等を詳細に説明し，副作用の軽減のための対応方法と発現の記録に基づいて十分な時間を費やしインフォームドコンセントを実施することがある．そのためには，外来化学療法室に薬剤師が常駐する体制をつくり，がん化学療法による副作用症状をチェックし，副作用の軽減あるいは回避のための処方を提案できるよう努めなければならない．

II-2-7 入院患者の薬学的管理
（図II-1 病棟薬剤管理指導，医薬品情報管理室）

　患者は複数の医療機関を受診していることが多く，複数の類似薬や相互作用に注意すべき薬剤あるいは併用禁忌の薬剤や，相互作用や併用禁忌の食品（特定保健用食品を含む）を摂取していることがある．薬剤師は，入院患者の持参薬の鑑別にとどまらず，病名とその妥当性を確認するとともに，保管管理，代替薬の提案，処方薬との相互作用や重複投与，併用禁忌等の回避に努めなければならない．入院中の適正な薬剤の選択と手術・検査の日程に合わせた処方提案を行い，さらに，患者に対してそれら医薬品投与に関連した薬学的管理を行う．患者状況，持参薬情報と問題点（コンプライアンス，相互作用，重複，手術・検査に影響する薬剤，禁忌等の薬学的考察，過量服薬による自殺企図）を検討して，医師と協議する．

　持参薬の内容や投与量が適切かを確認し，不適切な場合には適正な薬剤，投与量などの処方提案を行う．持参薬を継続使用する場合，類似名の採用薬がある時には，処方誤入力の防止に努める．

　入院予約時には持参薬管理センター等で服用中の薬剤や特定保健用食品などを入れる薬袋を患者に手渡し，入院する際に患者と面談し，服用薬剤，服用方法および服用量を確認する．また，電子カルテ上に持参薬情報と問題点を入力し，入院中の処方を提案する．介護老人保健施設（老健）・介護老人福祉施設等の入所者においても，患者状況について介護担当者等と協議し，適切な薬物治療が継続できるようサポートする．

II-2-8 分割調剤（図II-1 調剤室）

　比較的症状が安定しており，長期投与を受けている患者の外来処方箋については，例えば，定期的（1か月ごと）な患者の薬局への来訪，もしくは薬剤師の居宅等への訪問により，長期処方を分割して調剤を行う．薬剤師はその都度，患者の自覚症状，バイタルサインの確認，さらに家族からの情報収集等により，副作用，治療効果などの評価を行い治療の継続の妥当性を判断するとともに，その状況等について患者への説明を行う．さらに，必要に応じて処方医への処方提案を行う．また，評価の結果，患者の状態に問題が生じていると判断した場合等には，処方箋を発行した医師への受診勧奨を行うとともに，遅滞なく医師にも連絡する．

II-2-9 無菌調製（図II-1 無菌調剤室，注射室）

　米国国立労働安全衛生研究所から2004年に警告「医療環境において抗がん薬や他の危険な医

ものが成り立たない状況となっている．

例えば，以前から知られているようにイリノテカンの投与に際しては，*UGT1A1*遺伝子多型解析の結果を基に，必要に応じイリノテカンの投与量や他のレジメンへの変更について医師と協議をし，より安全ながん薬物療法の実施に努める必要がある．同様に，リツキシマブなどでは，B型肝炎ウイルスキャリアの患者または既往感染者でB型肝炎ウイルスによる劇症肝炎または肝炎があらわれることがあり，死亡に至った症例が報告されている．そこで，B型肝炎ウイルス感染の有無を確認し適切な処置を行うとともに，治療期間中および治療終了後は継続して肝機能検査値や肝炎ウイルスマーカーのモニタリングを行うなど，B型肝炎ウイルスの再活性化の徴候や症状の発現に注意しなければならない．

II-2-5 リフィル処方（図II-1 調剤室，注射室）

リフィル処方とは，同一の処方箋で複数回処方薬が受けられる処方箋のことを指す．医療機関側からすれば，従来ならば調剤の都度必要であった処方箋を発行する回数が大幅に減らすことも可能となる．症状が安定している患者については，事前の医師との合意に基づき，副作用症状の有無，臨床検査値等の患者情報を確認し，問題がない場合にはこれまでの処方を継続するよう医師に提案する．患者の服薬状況なども勘案し，剤型変更，一包化調剤，投与日数の調整等を提案することも想定される．

リフィル処方に基づき調剤を行うのは，主として病状の安定した外来通院患者が対象になると予測される．保険薬局において薬剤師が院外リフィル処方箋に基づき調剤を行うためには，当該患者の病状に大きな変化がなく，引き続き同一処方を繰り返すことができる状況であることを確認しなければならない．その際，診療情報を基に患者の病状を把握する必要があることから，病院勤務薬剤師との連携が必要になる．一方，病院薬局においては，病院内で一定の条件をクリアすればリフィル処方を活用することにより，医師や看護師の業務負担を軽減し診療や看護に集中する環境が整うことで，より質の高い医療が提供できるようになるものと考えられる．

しかし，リフィル処方は患者や医師，看護師の負担を減らすメリットも大きいが，その導入にあたっては否定的意見も相次いでおり，今後どこまでこの制度が認められるようになるのか不明である．

II-2-6 外来化学療法（図II-1 通院治療センター，外来服薬指導室）

薬物療法の進歩や，薬物療法を行う患者の数が増えていることに伴い，かつては入院下で行われていた抗がん薬による点滴治療が，外来での日帰り治療に大きくシフトしている．がん化学療法のレジメンは多種多様であり，支持療法も含め治療計画に誤りがないか慎重に見極める必要がある．また，多彩な作用機構を持つ分子標的薬や抗体薬が相次いで開発され，既存のがん化学療法ではまれであった重篤で特徴的な副作用もしばしば経験するようになった．

外来化学療法を受ける患者は，治療終了後その日のうちに帰宅し自宅療養となる．自宅療養中は医療従事者による経過観察や，定期的な臨床検査が実施できないこともあり，万が一想定外の副作用が自宅で発症した場合，その対策を直ちにとることが難しい．そこで，外来化学療法が行

われる患者には，医師による治療方針等の説明後に，薬剤師が抗がん薬による治療スケジュール，有効性，副作用等を詳細に説明し，副作用の軽減のための対応方法と発現の記録に基づいて十分な時間を費やしインフォームドコンセントを実施することがある．そのためには，外来化学療法室に薬剤師が常駐する体制をつくり，がん化学療法による副作用症状をチェックし，副作用の軽減あるいは回避のための処方を提案できるよう努めなければならない．

II-2-7 入院患者の薬学的管理
（図II-1 病棟薬剤管理指導，医薬品情報管理室）

患者は複数の医療機関を受診していることが多く，複数の類似薬や相互作用に注意すべき薬剤あるいは併用禁忌の薬剤や，相互作用や併用禁忌の食品（特定保健用食品を含む）を摂取していることがある．薬剤師は，入院患者の持参薬の鑑別にとどまらず，病名とその妥当性を確認するとともに，保管管理，代替薬の提案，処方薬との相互作用や重複投与，併用禁忌等の回避に努めなければならない．入院中の適正な薬剤の選択と手術・検査の日程に合わせた処方提案を行い，さらに，患者に対してそれら医薬品投与に関連した薬学的管理を行う．患者状況，持参薬情報と問題点（コンプライアンス，相互作用，重複，手術・検査に影響する薬剤，禁忌等の薬学的考察，過量服薬による自殺企図）を検討して，医師と協議する．

持参薬の内容や投与量が適切かを確認し，不適切な場合には適正な薬剤，投与量などの処方提案を行う．持参薬を継続使用する場合，類似名の採用薬がある時には，処方誤入力の防止に努める．

入院予約時には持参薬管理センター等で服用中の薬剤や特定保健用食品などを入れる薬袋を患者に手渡し，入院する際に患者と面談し，服用薬剤，服用方法および服用量を確認する．また，電子カルテ上に持参薬情報と問題点を入力し，入院中の処方を提案する．介護老人保健施設（老健）・介護老人福祉施設等の入所者においても，患者状況について介護担当者等と協議し，適切な薬物治療が継続できるようサポートする．

II-2-8 分割調剤 （図II-1 調剤室）

比較的症状が安定しており，長期投与を受けている患者の外来処方箋については，例えば，定期的（1か月ごと）な患者の薬局への来訪，もしくは薬剤師の居宅等への訪問により，長期処方を分割して調剤を行う．薬剤師はその都度，患者の自覚症状，バイタルサインの確認，さらに家族からの情報収集等により，副作用，治療効果などの評価を行い治療の継続の妥当性を判断するとともに，その状況等について患者への説明を行う．さらに，必要に応じて処方医への処方提案を行う．また，評価の結果，患者の状態に問題が生じていると判断した場合等には，処方箋を発行した医師への受診勧奨を行うとともに，遅滞なく医師にも連絡する．

II-2-9 無菌調製 （図II-1 無菌調剤室，注射室）

米国国立労働安全衛生研究所から2004年に警告「医療環境において抗がん薬や他の危険な医

薬品に医療従事者が被曝しないために」が出されて以来，抗がん薬の無菌調製を安全に行い，医療従事者の安全を確保することが求められるようになった．そのためには，トレーニングを受けた薬剤師が，抗がん薬を取り扱うすべての医療機関で，すべての患者に対して閉鎖系の飛散防止器具を用いて，安全キャビネットの中で無菌的に抗がん薬の調製を行うことが必要である．さらに，看護師と協力して，調製した抗がん薬の投与前のセッティングや投与ルートの確保，投与速度の設定等を行う．

II-3 病院薬局の未来像

病院勤務薬剤師は，医師，看護師等の医療従事者との信頼関係を構築し，医療の担い手の一員として，薬物療法の質の向上と安全確保に資する患者本位の業務展開を推進すべきである．すなわち，1人ひとりの患者の薬物療法において，医薬品による重篤な副作用の回避または軽減と，医薬品が関係する医療事故を未然に防ぐための具体的な取り組みが重要な任務となる．

かつての病院勤務薬剤師は薬歴，臨床検査値等の患者情報と専門知識に基づいた処方監査により，薬物療法の質的向上と安全確保をはかり処方提案を行うことを常としてきた．しかし，分子標的薬等の安全性に特に配慮すべき新薬が続々と登場し，副作用被害の防止や重篤な副作用の回避等，適正な薬物療法の確保に対する国民の関心が高まっている中で，病院勤務薬剤師はチーム医療の一員として国民からの期待に応えられるよう柔軟なシフトチェンジが求められている．

II-4 クリニカル クエスチョン

問1　病院勤務薬剤師が当該医療機関で実施すべき9項目の業務例は何か．具体例をあげて述べなさい．

II-5 演習問題

問1　89歳のAさんは，独居であり，居住地と同じ市内の2つの医療機関（B病院，C診療所）に通院し，いずれからも薬を処方されている．Aさんは，B病院の処方箋の調剤をD薬局で受け，C診療所では診療所の中で薬を受け取っている．Aさんは2つの医療機関からの薬について混乱する場合があるという．地域の薬局に求められる役割を踏まえて，D薬局の薬剤師の対応として，適切なのはどれか．2つ選べ．

（第102回薬剤師国家試験　問150）

1. Aさんの服薬情報を一元的に把握したいと考え，通院する医療機関をB病院だけにするようにAさんに勧めた．
2. 混乱を避けるため，C診療所で受け取った薬の情報とD薬局で受け取った薬の情報は，別々のお薬手帳で管理するよう伝えた．

3. Aさんから夜間に電話で調剤の求めがあったため、電話で聞き取った薬を調剤して、Aさんの自宅に行き、処方箋と引き換えに渡した．
4. 開局時間外にも相談に対応できるように、Aさんに相談用の電話番号を伝えた．
5. Aさんとのやりとりを通じて入手した情報から、Aさんが混乱しないような処方提案を処方医に行った．

問2　病院における薬剤師業務に関する記述のうち、誤っているのはどれか．1つ選べ．
1. 新規医薬品の採用を検討する際、医薬品情報の提供が少ない薬剤については採用を控えるよう提言する．
2. 個々の入院患者に対して適切な服薬指導を行うためには、診療録などから患者情報を収集する．
3. 患者が入院時に持参した医薬品（持参薬）が当該医療機関の採用薬でなかった場合は、持参薬の情報に加えて院内で採用されている同種同効薬の情報も担当医に提供する．
4. 入院患者に医薬品による副作用が発生した場合、患者に健康被害救済制度について説明し、救済申請の支援を行う．
5. 医薬品の回収情報を入手し、その回収対象の医薬品がクラスIに該当していた場合、そのまま使用してもまず健康被害の原因になるとは考えられないため、患者の症状を確認する必要はない．

問3　チーム医療に関する記述のうち、誤っているのはどれか．2つ選べ．
1. チーム医療推進の背景には、医療の高度化および複雑化に伴う医療現場の疲弊があげられる．
2. 病院におけるチーム医療において、クリニカルパスを導入することにより、一定の質を保った標準的医療の提供と医療費の削減につながる．
3. 保険薬局の薬剤師が退院時共同指導に参加することは、地域におけるチーム医療の実践に役立つ．
4. 患者情報の管理や円滑な疑義照会などを考慮すると、医療機関が患者に対して特定の保険薬局を指定することが地域におけるチーム医療に重要である．
5. 病院薬剤師と保険薬局薬剤師の連携を、医薬分業という．

Column 感染制御チーム（ICT）と抗菌薬適正使用支援チーム（AST）の違いを教えてください

　ICT（infection control team）の最大の目標は，感染症が施設内で発生することの予防にある．その活動の主軸は，院内の衛生環境の整備のほか，抗菌薬の使用規制や届出制への参画を通じて，薬剤の適正使用を推進することである．つまり，薬をできるだけ使わせないことで，薬剤耐性菌の発生を防ぐわけである．このようにICTは，院内感染の抑止に多大な貢献をしてきた．しかし，ICTによる抗菌薬の使用規制は，一時的かつ限局的な是正はもたらすものの，耐性化防止や患者予後の改善効果には乏しかった．

　そこで新たに提唱され始めたのが，AST（antimicrobial stewardship team）である．ASTは，感染症専門の医師や薬剤師，臨床検査技師，看護師が個々の患者に対して主治医が抗菌薬を使用する際，最大限の治療効果を導くと同時に，有害事象をできるだけ最小限にとどめ，いち早く感染症治療が完了できる（最適化する）ように支援を行うことを目的としている．その結果，耐性菌の出現を防ぐ，あるいは遅らせることができ，医療コストの削減にもつながる．すなわち，ASTは感染症診療における耐性菌抑制と予後向上を両立させるための中心的役割を担っており，診断技術の進歩，新薬やワクチンの開発，ガイドライン整備，保菌者への対応や感染防止対策の向上など，様々な活動を行うものである．

Case 1 かかりつけ薬局・かかりつけ薬剤師

Case 1

患者背景

76歳女性．患者は1人暮らしのため，食事も不規則になりがちである．複数科から10種類以上の薬を処方されており，コンプライアンスは不良で残薬も多い．また，複数の病院を受診しており，薬は各病院に隣接するいわゆる門前薬局でもらっているが，お薬手帳は忘れがちのため併用薬の飲み合わせが不安になっている．薬や病気に関する知識などもなく，副作用や飲み合わせ等に関する不安はあるが誰に相談してよいかわからない．医師や薬剤師に対しては何を聞いたらよいのかわからず，出された薬を管理できる範囲内で服用している．

[その1]

今回は，腎透析科の処方箋を持参した．この薬局の薬剤師からは，病状や併用薬，検査データに関する聞き取りや説明を受けており，信頼を置いている．そのためコンプライアンスの改善策，飲み合わせの確認，薬の効果，生活指導やサプリメントなどの服用についても相談したいと思っている．

原疾患：ネフローゼ腎症，糖尿病，関節リウマチ，逆流性食道炎

処方箋

腎透析科

ロサルタンK錠 25 mg	1回1錠（1日1錠）	朝食後　21日分
プレドニゾロン錠 5 mg	1回1錠（1日1錠）	朝食後　21日分
ランソプラゾール錠 15 mg	1回1錠（1日1錠）	朝食後　21日分
フェブキソスタット錠 10 mg	1回1錠（1日1錠）	朝食後　21日分
クエン酸第一鉄Na錠 50 mg	1回1錠（1日1錠）	夕食後　14日分

他病院の糖尿内科と消化器内科から，以下の薬剤が処方されている．

糖尿内科

インスリン　デグルデク	1回3単位（1日1回）	寝る前
エゼチミブ錠 10 mg	1回1錠（1日1錠）	朝食後
アジルサルタン錠 10 mg	1回1錠（1日1錠）	朝食後
ロスバスタチン錠 5 mg	1回1錠（1日1錠）	夕食後

消化器内科
　　　エソメプラゾールカプセル 20 mg　　　　1回1Cap（1日1Cap）　夕食後

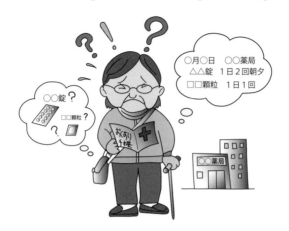

（問題点）
・患者は，複数の薬局，病院から薬を処方されているが，新たに処方薬が増えたり，OTCを飲んだりする際に，飲み合わせなどについて総合的な助言を誰にもらえばよいのかわからない．
・薬に関する知識が不足しているため，副作用や服薬管理に関する意識や認識が不十分．
・残薬調整やコンプライアンスを改善するための助言や改善策を相談できる相手がいない．
・かかりつけ薬剤師の存在や役割について説明してくれる薬剤師がいない．
・食事は基本的に1人で食べているため，食事が不規則になりがち．
・消化器内科より処方されているプロトンポンプ阻害薬と同効薬が，腎透析科より処方されている．

（薬剤師としての対応）
・他病院からの併用薬などを確認し，重複投与，飲み合わせ（相互作用）や副作用の確認を行う．
・腎透析科の医師に疑義照会し，処方からランソプラゾールの削除許可をもらう．
・薬の効果や危険性など，患者への十分な服薬指導を行い，アドヒアランスの向上につなげる．
・一包化の提案やポリファーマシー（多剤併用：Case 6参照），フレイルへの対策を患者とともに検討する．
・血液検査値などの説明などを通し，薬物治療の重要性と同時にアドヒアランスの向上に努める．
・毎回，患者の病状や食事，生活環境を十分に聞き取り，問題点の抽出ならびに改善策を提示する．
・患者の状態から薬剤師の介入が必要と判断した場合，かかりつけ薬局，かかりつけ薬剤師の役割を説明する．そのうえで，かかりつけ薬局，かかりつけ薬剤師は，患者の処方薬および今後の薬や治療に関する相談や疑問についてしっかりと対応できることも説明し，理解してもらう．

- 保険薬局と患者の間での契約や約束事を書面にしてしっかり説明する．
- かかりつけ薬剤師として患者への服薬指導時に，すべての服用薬を手帳に記載したうえで薬歴などを用いて継続的に一元管理することで，体調や病状の変化，アドヒアランスの確認や改善について，患者に対していつでも助言できる関係を構築する．
- かかりつけ薬剤師の勤務状況や電話番号，不在時の対応などについて説明し，相談があったらすぐに連絡するよう指導する．
- 当該薬局で調剤された薬の指導だけでなく，生活習慣や食生活についても指導をする．
- 転勤や退職などの場合には，かかりつけ薬剤師への引き継ぎを行う．

[その2]

　ある日患者は風邪で体調を崩したため近所の友人に相談したところ，OTC薬での治療と，健康増進を目的とした食事内容の改善とサプリメントの服用を勧められた．日曜日の夜であったが，患者は不安に思ったため，かかりつけ薬剤師に問い合わせを行った．

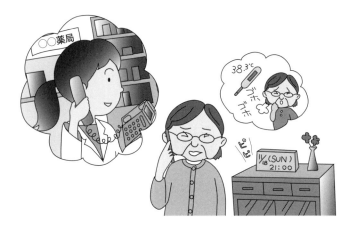

（問題点）
- 医師からの処方薬を服用している患者が，自己判断でOTCを服用することは飲み合わせが悪かったり，原疾患を悪化させたりする可能性があるため危険性が高い．
- 食事やサプリメントの服用に関しては原疾患を考慮し，検討する必要がある．

（かかりつけ薬剤師としての対応）
- かかりつけ薬剤師として，日曜日や深夜でも，患者からの問い合わせには薬剤師としての職能を活かして，生活指導を含めた総合的な相談に乗り，適切なアドバイスを行う．
- 医療機関から薬を処方されている場合，風邪などの疾病であっても，主治医への受診を勧める．
- 患者の腎機能低下を考慮し，減塩食，低タンパク食やサプリメント摂取などの食事指導や運動指導など，患者の生活習慣に関する指導を行う．
- 患者の病状を十分に把握し，必要に応じて他の医療機関への受診勧奨や紹介を行い，医師や介護者への情報提供や連携体制の構築をはかる．
- 患者が，要介護状態になったり在宅療養を受けたりする際にも，積極的に薬剤師として介入し，薬学的管理や指導を行い，地域包括ケアにも貢献する．

> **本章の目標**
> - 医薬分業の目的を理解する．
> - かかりつけ薬局・かかりつけ薬剤師の役割，業務内容を理解する．
> - 患者に対して，かかりつけ薬剤師の説明および指導依頼までの流れを説明できる．
> - かかりつけ薬局と健康サポート薬局の違いを理解する．
> - 将来の薬剤師業務について理解し，考察する．

> **キーワード**
> 医薬分業，かかりつけ薬局，かかりつけ薬剤師，かかりつけ薬剤師指導料，健康サポート薬局

1-1 キーワードの解説

1-1-1 医薬分業

　医薬分業とは，医師が患者に処方箋を交付し，薬局の薬剤師がその処方箋に基づき調剤を行い，医師と薬剤師がそれぞれの専門分野で業務を分担し国民医療の質的向上をはかるものである．その結果，高齢化社会において安全に薬を使用したり，医療費を適正化したりすることができる．その具体的方策として，厚生労働省は以下のような考え方を示している．

1) 医薬分業に対する厚生労働省の基本的な考え方
   ① 薬局薬剤師が専門性を発揮して，患者の服用薬について一元的な薬学的管理を実施する．
   ② これにより，多剤・重複投薬の防止や残薬解消なども可能となり，患者の薬物療法の安全性・有効性が向上するほか，医療費の適正化にもつながる．

2) 医薬分業で実現できること
   ① 薬学的観点から処方内容をチェックすることにより，適切な薬物療法の実施に資するとともに，複数診療科受診による重複投薬，相互作用の有無の確認などができ，薬物療法の有効性，安全性が向上すること．
   ② 薬の効果，副作用，用法などについて，薬剤師が処方した医師・歯科医師と連携して患者に説明（服薬指導）することにより，患者の薬に対する理解が深まり，調剤された薬を用法どおり服用することが期待でき，薬物療法の有効性，安全性が向上すること．
   ③ 使用したい医薬品が手元になくても，患者に必要な医薬品を医師・歯科医師が医療機関で採用している医薬品に縛られることなく自由に処方できること．
   ④ 入院患者の併用薬について患者家族から確認し，処方薬に対する副作用確認や服薬指導等の業務が薬局で実施可能となること．
   ⑤ 患者は一般用医薬品（OTC）の使用方法を含め，薬剤師に気軽に健康相談を受けられるようになること．

⑥ 医療機関の薬剤管理コスト削減や採用医薬品に縛られない専ら医学的観点からの処方が推進されるとともに，薬局における残薬解消の取り組みや後発医薬品の使用促進により医療保険財政の効率化にも寄与できること．

一方で，医薬分業率は上昇しているものの，医療機関の近隣に多くの薬局（いわゆる門前薬局）が乱立し，患者は受診した医療機関ごとの門前薬局で調剤を受けることが多い．また，調剤に偏重し，OTC 医薬品や医療・衛生材料を取り扱わない薬局が多くなり，昔のように，住民が気軽に OTC 医薬品の選択や健康に関する相談のために立ち寄るような存在となっていないなどの課題もある．

1-1-2 かかりつけ薬局・かかりつけ薬剤師

(1) かかりつけ薬剤師の役割

近年の社会情勢の変化を踏まえた望ましい形の「かかりつけ薬局」を推進するための指針として，厚生労働科学研究費補助金事業により「薬局の求められる機能とあるべき姿」がとりまとめられた（図 1-1）．

「かかりつけ薬剤師」とは，薬による治療のこと，健康や介護に関することなどに豊富な知識と経験を持ち，患者や生活者のニーズに沿った相談に応じることができる薬剤師のことをいい，患者自身が希望により選択，指名することができる．

かかりつけ薬剤師には，大きく3つの特徴的な役割がある．それぞれの役割と患者に対する活用メリットを示す．

1) 服薬情報の一元的・継続的把握

主治医との連携，患者からのインタビューやお薬手帳の内容の把握等を通じて，患者が受診しているすべての医療機関や服用薬を一元的・継続的に把握し，薬学的管理・指導を行う．患者に複数のお薬手帳が発行されている場合は，お薬手帳を一元化・集約化する．

2) 24 時間対応・在宅対応

① 開局時間外でも，薬の副作用や飲み間違い，服用のタイミング等に関し，電話相談に対応する．

② 夜間・休日も，在宅患者の症状悪化時などの場合には調剤する．

③ 地域包括ケアの一環として，残薬管理等のため，在宅対応にも積極的に関与する．

（参考）2018 年 4 月より，夜間・休日対応や医療機関等への服薬情報提供の実績など，地域に貢献する一定の実績があり，地域支援に積極的に貢献するための一定の体制を整備している薬局に対して「地域支援体制加算」が算定できるようになった．

3) 医療機関等との連携

① 処方内容をチェックし，必要に応じて処方医に対し，疑義照会や処方提案を行う．

② 調剤後も患者の状態を把握し，処方医へのフィードバックや残薬管理・服薬指導を行う．

③ 医薬品等の相談や健康相談に対応し，医療機関に受診勧奨するほか，地域の関係機関と連携することで適切な指導を行う．

(2) かかりつけ薬剤師の使命

かかりつけ薬剤師制度の新設により，薬剤師には地域住民による主体的な健康の維持・増進の支援を行う健康サポートや，服薬情報や受診歴を一元管理し，患者を中心とした他職種連携の核となる使命が与えられた．今後は，より患者に寄り添うことで医療人としての職能の拡大を目指し，今まで以上に「患者本位」の対応が必要になる．地域住民の健康維持・増進を医療機関一体となって支援する地域包括ケアサポートを実現するにあたり，かかりつけ薬局は患者の「かかりつけ」の存在として，他職種をつなぐ中核となる役割が求められる．かかりつけ薬剤師制度の導入により，薬剤師に求められる仕事はこれまで以上に患者主体のものとなった．対物業務から対人業務へシフトしていく中で，地域医療機関が一体となった他職種連携による医療の提供が，今後もより重視されることになる．

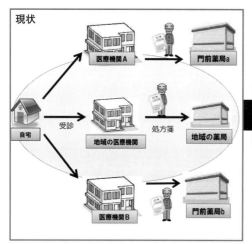
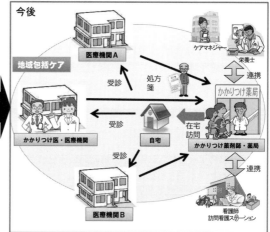

現状：患者は，それぞれの病院や医院から出された処方箋を，別の薬局に出して薬を受け取っている．このため，各薬局では患者の併用薬や疾病のすべてを継続的に把握できないことになり，患者の症状や状態に対応した的確な指導を適時に提供できないことが多い．また，複数科から薬が出ている時の一包化や要介護の際における，他職種連携も限定的なものになる可能性がある．

今後：患者は，どの医療機関を受診しても，身近なところにある「かかりつけ薬局」で薬をもらうことで，患者情報は一元的に継続した管理が可能となり，より適切で適時的な医療を提供できるようになる．また，他職種連携を通じた生活指導や栄養指導が可能となり，患者の治療や健康維持を地域全体でサポートすることにより地域包括ケアサポートの実現にもつながると考えられる．

図 1-1　かかりつけ薬局の意義と役割
(厚生労働省，かかりつけ薬剤師・薬局の推進について)

1-1-3 かかりつけ薬剤師指導料

平成 30 年度診療報酬改定より，かかりつけ薬剤師の評価として，かかりつけ薬剤師指導料 (73 点)，かかりつけ薬剤師包括管理料 (280 点) が加算できるようになっている．かかりつけ薬局，かかりつけ薬剤師の認可を受けるためには，施設と薬剤師のそれぞれで申請が必要となっており，薬剤師の異動などで変更があった場合も，その都度届出が必要となっている (図 1-2)．

かかりつけ薬剤師は患者が指名するもので，患者が同意書（図1-3）に署名することで成立する．同意を得て以降の処方箋から薬剤服用歴管理指導料のかわりに1回73点が算定できるようになる．

かかりつけ薬剤師による指導を行うためには患者から同意書を受け取る必要があり，以下の説明内容の各項目について患者からの同意が必要となる．

① かかりつけ薬剤師が，患者のすべての薬情報を一元的，継続的に管理し，服薬指導も担当すること．
② すべての医療機関からの連絡や報告も担当すること．
③ かかりつけ薬剤師は24時間対応可能であること．
④ コンプライアンス確認のため患者宅に連絡することもあること．
⑤ 調剤ごとに費用が発生すること．保険が適応されるので，支払いは60〜100円の増額になる．

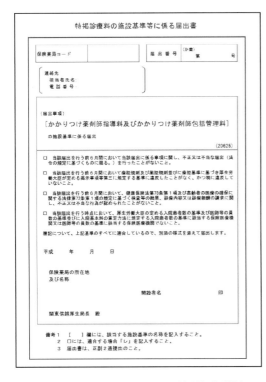

図1-2 かかりつけ薬剤師指導料およびかかりつけ薬剤師包括管理料申請用紙
（関東信越厚生局，特掲診療料の届出一覧）

> **かかりつけ薬剤師指導料（かかりつけ薬剤師包括管理料）について**
> 東京薬科大学附属薬局
>
> 患者さんの「かかりつけ薬剤師」として、安心して薬を使用していただけるよう、複数の医療機関にかかった場合でも処方箋をまとめて受け付けることで、使用している薬の情報を一元的・継続的に把握し、薬の飲み合わせの確認や説明を行っています。こうした取組を通じ、多職種と連携することで患者さんの安心・安全や健康に貢献します。
> 次の内容を薬剤師が説明いたしますので、同意していただける場合はご署名ください。
>
> 《かかりつけ薬剤師が実施すること》
>
> | 薬剤師の　　　　　　　　が |
> | --- |
> | 安心して薬を使用していただけるよう、使用している薬の情報を一元的・継続的に把握します。 |
> | お薬の飲み合わせの確認や説明などは、かかりつけ薬剤師が担当します。 |
> | お薬手帳に、調剤した薬の情報を記入します。 |
> | 処方医や地域の医療に関わる他の医療者（看護師等）との連携を図ります。 |
> | 開局時間内／時間外を問わず、お問い合わせに応じます。 |
> | 血液検査などの結果を提供いただいた場合、それを参考に薬学的な確認を行います。 |
> | 調剤後も、必要に応じてご連絡することがあります。 |
> | 飲み残したお薬、余っているお薬の整理をお手伝いします。 |
> | 在宅での療養が必要となった場合でも、継続してお伺いすることができます。 |
> | 注）かかりつけ薬剤師包括管理料は、医療機関で地域包括診療料／加算等が算定されている方が対象です。 |
>
> 《薬学的観点から必要と判断した理由》（かかりつけ薬剤師記入欄）
>
> 《かかりつけ薬剤師に希望すること》（患者記入欄）
> □ 薬の一元的・継続的な把握
> □ 薬の飲み合わせなどのチェック
> □ 薬に関する丁寧な説明
> □ 時間外の電話相談
> □ その他（　　　　　　　　　　　　　　）
>
> 薬剤師による説明を理解し、かかりつけ薬剤師による服薬指導を受けることに同意します。
>
> 　　　　　　　　　　　　　　　　　　　年　　月　　日
> お名前（ご署名）：＿＿＿＿＿＿＿＿＿＿

図 1-3　かかりつけ薬剤師指導料に関する患者同意書（例）

(1) かかりつけ薬剤師の業務

かかりつけ薬剤師業務の概略を以下に示す．

1) 患者の服用している処方薬や要指導医薬品および一般用医薬品，ならびに健康食品等について他の医療機関も含め，一元的に把握し，その内容を薬剤服用歴に記載する．

2) 患者の他の医療機関の受診歴もお薬手帳に記載して一元管理し，また他の医療機関を受診した際には，かかりつけ薬剤師がいる旨を患者本人に申告してもらう．

3) 患者からの相談には24時間応じることのできる体制をとり，薬局の開局時間外の連絡先を伝え，また患者がかかりつけ薬剤師のいる時間を把握できるよう，勤務表を作成し患者に渡す（図1-4）．勤務表はカードのまま，あるいはお薬手帳に貼付するなどして，患者だけでなく他の医療機関からの連絡や相談にも対応できる体制を整える．指名を受けたかかりつけ薬剤師が服薬管理のすべてを行うので，薬の説明もこのかかりつけ薬剤師が行う．かかりつけ薬剤師が不在などで，違う薬剤師が対応した場合は，薬剤服用歴管理指導料50点を算定できる．客観的にも，かかりつけ薬剤師が誰なのかわかるように，お薬手帳等にかかりつけ薬剤師の名前や勤務先，勤務状況を記載する．また，他の医療機関からの疑義照会や情報提供には，かかりつけ薬剤師が対応し，患者が他の薬局や病院から調剤を受けた場合は，それを聞き出し記録する義務もある．

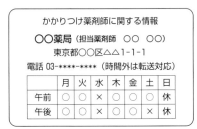

図1-4　かかりつけ薬剤師の勤務状況を知らせるカード（例）

(2) かかりつけ薬剤師になるための要件

　かかりつけ薬剤師になるためには，以下に示す要件を満たしたうえで，厚生労働省への申請を行う必要がある．

① 薬剤師として薬局での勤務経験が3年以上あり，その薬局に週32時間以上勤め，かつ1年以上在籍していること．併せて以下の項目に沿った常勤薬剤師1人あたりの1年間の実績を基に，認定の可否が決定される．
　1. 夜間・休日等の対応回数
　2. 重複投薬・相互作用等防止加算等の算定回数
　3. 服用薬剤調整支援料の算定回数
　4. 単一建物診療患者が1人の場合の在宅薬剤管理の実施回数
　5. 服薬情報等提供料の算定回数
　6. 麻薬指導管理加算の算定回数
　7. かかりつけ薬剤師指導料等の算定回数
　8. 外来服薬支援料の算定回数

② 薬剤師研修認定等を取得していること．
（薬剤師研修認定）

　「認定薬剤師」とは，認証団体により認証される「研修認定薬剤師」のことで，2017年現在では，22団体が認証団体として認められており，特に「公益財団法人日本薬剤師研修センター」による認定薬剤師が大部分を占めている．「がん専門薬剤師」や「NST専門薬剤師」などの専門薬剤師とは異なる．日本薬剤師研修センターの場合，はじめて研修認定薬剤師を取得する場合は単位取得を開始してから4年以内に40単位を取得する必要がある．4年以内に必要単位を取得できればよいため，最短1年での取得も可能である．研修認定薬剤師の取得後は3年ごとに30単位を取得して更新していく必要があり，毎年5単位以上の取得が条件としてあげられているため，満たせない場合は更新できない．単位として認められる研修は，インターネットで受講できるもの，各薬剤師会が地域で主催する講習などと幅広いため，勤務状況や都合に合わせて受講できる工夫がなされている．

③ 医療に関する地域活動に参画していること．

　地域包括ケアシステムの構築における総合的なチーム医療，介護活動など，地域に根ざした医療活動に参加した実績を有していることも要件の1つに含まれる．

（地域活動）
　2016年5月19日，厚生労働省が地域活動の具体的な内容を以下のように示した．
・地域行政や医療関係団体などが主催する講演会への参加
・研修会への参加や演者としての実績
・学校薬剤師として子供たちに薬の適正使用などについて教育，普及の実施
　一方，メーカー主催の勉強会への参加は「地域活動」としては認められていない．

1-1-4 健康サポート薬局

(1) 健康サポート薬局の役割

　健康サポート薬局とは，かかりつけ薬剤師・かかりつけ薬局の基本的な機能を有し，地域住民による主体的な健康の維持・増進を積極的に支援する薬局である．具体的には，厚生労働大臣が定める一定基準を満たしている薬局として，かかりつけ薬局・かかりつけ薬剤師の機能に加えて，市販薬や健康食品に関することはもちろん，介護や食事・栄養摂取に関することについても相談できる薬局のことで，国民の健康をより幅広く，積極的にサポートする機能を有している．厚生労働省より「患者のための薬局ビジョン」で，薬局に求められる在り方として，「立地から機能」へ変化していくという方向性が示された．これからの薬局は，「門前薬局」から「かかりつけ薬局・かかりつけ薬剤師」，そして地域住民の健康を総合的に担う「健康サポート薬局」として，その機能を果たすことが重視されていくと考えられる．平成28年4月1日より開始された本制度であるが，平成29年10月での届出薬局数は567件となっている（図1-5）．約4,000人の薬剤師が健康サポート研修を終了しており，今後健康に関する相談を行う身近な場として健康サポート薬局の届出を増やしていくことが重要と考えられる．

　健康サポート薬局は，医薬品医療機器等法において位置づけられているため，調剤報酬上の加算はない．これは，薬剤師ならびに薬局が目指すべき方向性や基本的な理念などは同じだが，「かかりつけ薬剤師指導料」，「かかりつけ薬剤師包括管理料」は健康保険法の規定に基づくものであり，「かかりつけ薬剤師・かかりつけ薬局」の推進を評価した項目として設けられているためである．

　健康サポート薬局における「積極的な支援」とは，
① 医薬品や健康食品等の安全かつ適正な使用に関する助言をする．
② 地域住民の身近な存在として健康の維持・増進に関する相談を幅広く受け付け，適切な専門職種や関係機関に紹介する．
③ 率先して地域住民の健康サポートを実施し，地域の薬局への情報発信，取り組み支援も実施する．
ことである．

(2)「健康サポート薬局」に係る施設基準

　厚生労働大臣が定める一定の基準をクリアし，都道府県知事に届出を行った薬局が，「健康サポート薬局」として表示することができる．

1）かかりつけ薬局の基本機能
・服薬情報の一元的かつ継続的な把握とそれに基づく薬学的管理・指導
・24時間対応，在宅対応
・かかりつけ医をはじめとした医療機関等との多職種連携
2）健康サポート機能
・地域における連携体制の構築
・常駐する薬剤師の資質
・薬局の設備
・薬局における表示（図1-6）
・要指導医薬品および一般用医薬品，介護用品等の取り扱い
・開店時間：平日の8：00～19：00までの8時間以上開局，休日は，土，日のいずれか4時間以上開局
・健康サポートへの取り組み

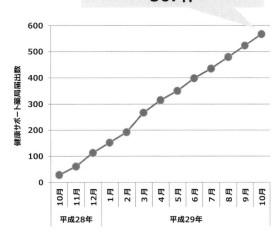

図1-5　健康サポート薬局の届出情報
（厚生労働省，健康サポート薬局の現状について）

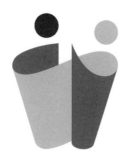

図1-6 健康サポート薬局のロゴマーク

1-1-5 まとめ

薬剤師は，ただ単に処方箋どおりの薬を調剤し，服薬指導していればよいわけではないことはいうまでもない．保険医と連携して，患者の生活や病気のすべてを理解し，服薬状況だけでなく，健康状態や生活習慣を把握したうえで，患者管理を行わなければならない．これらの役割を十分に実践することで，薬剤師行動規範にある薬剤師の職責を果たすことができ，国民から信頼される存在となるだけでなく，薬剤師の地位向上，同時に真の意味での医薬分業の目的が実現できると考えられる．

1-2 クリニカル クエスチョン

問1 かかりつけ薬剤師として服薬指導をする際に，必ず行うべき事柄や項目をあげなさい．その際，現在かかりつけ薬剤師ではない薬剤師によって行われている服薬指導との比較をしながら示しなさい．

問2 かかりつけ薬局・かかりつけ薬剤師になることで，薬剤師の中でも序列がついたり，淘汰が始まると考えられるが，どうすることで選ばれる薬局，薬剤師になれると考えられるか示しなさい．

問3 かかりつけ薬局の機能を列挙し，健康サポート薬局との違いを説明しなさい．

1-3 演習問題

問1　かかりつけ薬局に関する記述のうち，正しいものはどれか．
1. かかりつけ薬局とは，病院ごとに異なる薬局を決めることである．
2. かかりつけ薬局は，処方医が指定する．
3. かかりつけ薬局では，薬歴の一元管理が可能である．
4. かかりつけ薬局は，利便性よりも薬物の安全性を重視している．

問2　かかりつけ薬剤師に関する記述のうち，正しいものはどれか．
1. かかりつけ薬剤師・かかりつけ薬局は医薬分業の原点である．
2. 開局時間外は調剤や相談を拒否することができる．
3. かかりつけ薬剤師として，在宅医療に関わる必要はない．
4. かかりつけ薬剤師として，処方箋医薬品のみではなく要指導医薬品・一般用医薬品を含めた薬歴管理が必要である．

問3　かかりつけ薬剤師指導料の算定要件として正しいものはどれか．
1. 算定要件に勤務経験や勤務年数を考慮する必要はない．
2. 医療に係る地域活動の取り組みに参画している必要がある．
3. お薬手帳にかかりつけ薬剤師の氏名を記載する必要がある．
4. 患者からの相談に24時間応じる必要はない．
5. 患者の理解度に応じた適切な服薬指導をする必要がある．

Column　かかりつけ薬剤師制度スタート

　平成28年4月より，「かかりつけ薬剤師」制度が新たにスタートした．
　患者の利便性や治療効果の向上や副作用低減など，よいこともある一方で，将来的に一部の薬剤師からはあえて，「かかりつけ薬剤師」になるのを拒否する者も出てくる可能性がある．この理由を一言でいえば「束縛」の拒否といえる．つまり，患者に自分の勤務表と電話番号を渡して24時間対応しなければならないことを重圧と感じたり，労働時間の延長と考える薬剤師が出てくる可能性があるからだ．今までは「かかりつけ機能」が"薬局"に求められていたので，24時間対応の携帯電話を持つのは当番制でも問題はなかった．しかし，今回の制度ではなぜか「かかりつけ機能」を"個人"に持たせることになったので，個人が携帯電話を持ち続ける必要がでてきたのだ．つまり，個人にかかりつけ機能を持たせることにより，薬剤師個人に負担がかかりやすい構造になってしまったのである．また，薬局側もかかりつけ薬剤師に突然辞められると収益が減ったり，患者からのニーズに応えられなくなる可能性がある．また，薬歴をいつも持ち歩いているわけではな

いため，的確な指示や指導が十分にできない可能性もある．個人情報の管理と活用などについても，今後解決しなければならないことと思われる．以前24時間対応の，携帯電話を持ち歩いていた筆者の経験からいうと，24時間対応は公休であっても心が休まることがない現実がある．思いがけない時に携帯電話が鳴るので，何も気にせずに出かけられず，正直かなりストレスが溜まった記憶がある．薬剤師としての職責と，プライベートの切り分けは非常に難しく，場合によっては「かかりつけ薬剤師」になりたくないという薬剤師が出てくる可能性もある．「かかりつけ薬局」，「かかりつけ薬剤師」は制度として，薬剤師の職能を発揮するよいものであるが，運用面での一層の工夫，さらには薬剤師の意識改革が今後必要になってくると思われる．今回の制度開始は，患者個々人のニーズに応え，安心して，安全に，正しい薬を飲めるように指導できるのは，薬剤師だけであることを認識してもらえるよい機会であると思われる．

参考文献
1) 厚生労働省，かかりつけ薬剤師・薬局の推進について
2) 厚生労働省，かかりつけ薬剤師同意書
3) 関東信越厚生局，特掲診療料の届出一覧
4) 厚生労働省，健康サポート薬局の現状について
5) 日本薬剤師会 web サイト

Case 2 ドラッグストア・医薬品卸売業者

Case 2-1

顧客背景

　風邪症候群，20代前半，男性．大学生，1人暮らし．

　薬剤師は，大学生と思われる顧客から次の内容の相談を応需した．相談は「風邪をひいてしまったようなので薬を買いに来たが，どの薬を選んでよいかわからない」とのこと．早速，具体的な症状や薬の服用状況，副作用・アレルギー歴など医薬品適正使用のために必要な情報の聞き取りを行った．

　・症状は，軽度の喉の痛み，寒気のみ．症状が気になりだしたのは午前の講義中．
　・治療中の病気，既往歴なし．
　・併用薬なし，サプリメントの服用なし．
　・副作用，アレルギー歴なし．
　・症状が軽度なため，明日も大学で講義を受講したい．

　得られた情報から，セルフメディケーションによる療養が妥当であると判断した薬剤師は，売り場から3種類の一般用医薬品（表2-1）を選択し，それぞれの特徴と副作用について説明．加えて副作用の心配がないサプリメントで様子をみることもできると提案した．ひととき考えるそぶりをみせた大学生であったが，「眠気がでない医薬品がよい」と希望したため，3種類の中で眠くなるリスクが最も低い「葛根湯」を勧めた．「葛根湯」を購入し服用してみると回答があったので，服用開始後の注意事項として，

　・含嗽も併せて行い，十分な水分補給，睡眠をしっかりとることも重要であること
　・発熱や咳・鼻症状が現れ症状が悪化するようなら無理に受講せず，病院を受診すること
　・服用しても3日間症状が改善しない場合は，再度相談すること

と説明．説明を十分に理解したこと，他に質問事項がないことを大学生に確認し，1箱販売した．

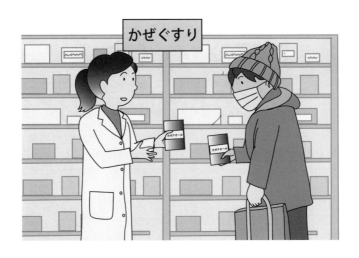

表2-1 薬剤師によるトリアージにて選択された医薬品

医薬品名	有効成分・含量（成人1日量）	適応症・特徴
イブ® （エスエス製薬）	イブプロフェン　450 mg	咽喉痛・関節痛など様々な箇所の鎮痛，悪寒・発熱時の解熱を目的に用いられる． 解熱・鎮痛・抗炎症作用を持つ NSAIDs．副作用として胃粘膜障害に注意が必要．眠くならない．
エスタックイブ® （エスエス製薬）	イブプロフェン　450 mg ジヒドロコデインリン酸塩　24 mg dl-メチルエフェドリン塩酸塩　60 mg クロルフェニラミンマレイン酸塩　7.5 mg 無水カフェイン　75 mg チアミン硝化物　24 mg アスコルビン酸　300 mg	風邪の諸症状の緩和に用いられる．総合感冒薬． イブプロフェンの他に咳，痰症状に効果的なジヒドロコデイン，メチルエフェドリンや鼻水・鼻づまりの症状に効果的なクロルフェニラミンを含有する． 様々な症状に効果的だが，胃粘膜障害，眠気，便秘などの副作用に注意が必要．
ツムラ漢方葛根湯エキス顆粒A （ツムラ）	葛根湯エキス　2.5 g （葛根，大棗，麻黄，甘草，桂皮，芍薬，生姜）	体力がある「実証」の人に向く薬で，急性期の風邪症状（頭痛，発熱，寒気）に用いられる． 自然発汗がない場合に有効． 副作用発現の頻度も低く，眠くならない． 漢方薬独特の味やにおいがあるため，人によっては飲みにくい．

Case 2-2

市役所職員（お薬講座），40代前半，男性．福祉保健局勤務．

医薬品の適正使用等の普及啓発を目的とした「薬と健康の週間」行事を全国一斉に展開することが決まった．その一環として，それぞれの地区で啓発イベントを開催することとなりイベント内容について地区薬剤師会と打ち合わせを行った．打ち合わせの結果「ジェネリック医薬品」など医薬品に関する最近の話題について解説する「お薬講座」を市民ホールで開催することを決定し，講座に加え薬剤師会に所属する会員薬剤師が市民1人ひとりの相談に応需する「お薬相談会」も併せて開催することとなった．早速「お薬講座・お薬相談会」の広報活動を開始するため，掲示物を作成し，広報活動を開始することにした（図2-1）．

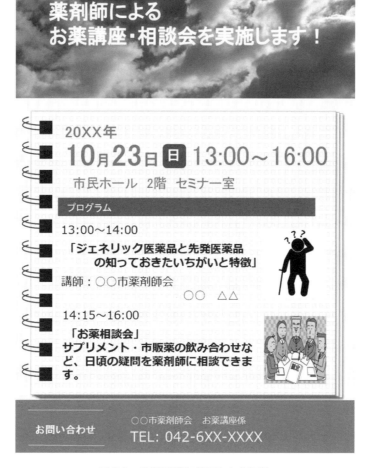

図2-1　広報活動に使用した掲示物
（東京薬科大学附属薬局，東京薬科大学附属薬局第2回いきいき健康お薬講座リーフレットを一部改変）

Case 2-3

60代後半，女性．無職．

数年前より血圧が高く，定期的にかかりつけ医の診察を受けている．主治医に毎日血圧を測定し血圧手帳に記録するように指示をされて以降，毎日の血圧測定を日課としている．昨日，「血圧計に不具合が生じる可能性があるので薬局に持参してほしい」という内容の電話が購入元の薬局からかかってきた．翌日，薬局で詳しく話を聞いてみると，同じ血圧計でカフが閉まりすぎ内出血してしまう事例が発生し，メーカーが対象ロットの回収，交換を行っているとのことだった．薬局でメーカーから届いた対策品とすぐに交換してもらうことができ，日課の血圧測定は欠かさず続けることができた．

本章の目標

- 健康増進・質の高いセルフメディケーションを実現するため，地域の薬局には様々な相談を応需し，地域住民に対して貢献する必要があることを理解，説明できる．
- 医薬品や医療機器等の適正利用には，専門家による情報提供が不可欠であることを理解する．
- 薬局薬剤師と他職種の連携が地域のQOL・生活環境の改善・向上につながることを理解する．

キーワード

健康管理，セルフメディケーション，予防医学，健康日本21，薬局アイテム，医薬品の適正使用，薬物乱用防止，ゲートキーパー（自殺防止），医薬品の流通，卸売販売業

2-1 キーワードの解説

2-1-1 健康管理

WHO（世界保健機関）により健康とは「病気ではないとか，弱っていないということではなく，肉体的にも，精神的にも，そして社会的にも，すべてが満たされた状態にあること」と定義されている．健康を維持するためには，ただ肉体的に病気になっていない状態を保つだけではなく，ストレスなど精神的な要因，人間関係など社会的な要因にも気をつける必要がある．

国民の約9割近くの人が何らかの意味で健康に関して意識を持っており，約5割の人が健康のための何かしらの行動を起こしているという国の調査結果があり，日本国民は健康管理に対して強い関心を持っていることがわかるが，「健康に関する不安の有無に関する調査」では，約6割の人が「健康に対して不安がある」と回答している（平成26年厚生労働白書）．健康に対しての不安は，1人ひとり異なるものであるからこそ，薬剤師には，専門性を生かして国民の不安を解

消し，健康増進に寄与することが求められている．

2-1-2 セルフメディケーション

(1) セルフメディケーションとは

　WHOによりセルフメディケーションとは，「自分自身の健康に責任を持ち，軽度な身体の不調は自分で手当てすること」と定義されている．具体的には，日頃から自分の健康状態と生活習慣に注意し，軽度の体調不良に関しては市販薬を上手に利用して自身の健康を守ることを指す．わが国では，「日本再興戦略（平成25年6月閣議決定）」にて「国民の健康寿命の延伸」がテーマとしてあげられており，目的を達成するためにセルフメディケーションのさらなる推進が求められている．

　日本人の健康寿命は男女ともに世界1位であり（Global Burden of Disease Study 2010），日本の医療水準は世界でもトップレベルであるが，年々増加していく国民医療費が国の財政を圧迫している．高齢化などの理由で病院を受診する人が増加していること，医療技術が進歩し高度化していることが医療費増加の原因となっている．厚生労働省の試算では2025年度には国民医療費が約60兆円（2011年度の1.53倍）に達するともいわれており，「国民皆保険制度」による高い医療水準の維持・継続，国民医療費の抑制を目的にセルフメディケーションが重要視されている．

　セルフメディケーションは「軽度の身体の不調を対象として行われるもの」であるためその相談は病院ではなく，まず薬局・ドラッグストアに代表される身近な医療施設にて応需するケースが多い．薬剤師には，薬局を地域に密着した健康情報の拠点として，セルフメディケーションにて対応可能かどうかを判断するトリアージ，一般用医薬品等の適正使用に関する助言や健康に関する相談，情報提供を行うことが求められている．

(2) セルフメディケーション税制

　国民医療費削減のためにセルフメディケーション促進が求められているが，その促進を目的とした税制改正も行われた．所得税を計算する際には，扶養控除や医療費控除など14種類の所得控除があるが，医療費控除の特例として，平成29年1月からセルフメディケーション税制（医療費控除の特例）が施行されたのである．この制度は，国民のセルフメディケーションの推進を目的として創設された制度で，国民の自発的な健康管理や疾病予防の取り組みを促進すること，医療費の適正化につながることが期待されている．従来の医療費控除と同時に利用することはできないが，従来の医療費控除制度とセルフメディケーション税制のどちらを適用とするか，対象者自身で選択することができる．

・医療費控除の特例（セルフメディケーション税制）
　　〜所得控除を受けられる条件〜
　　　① 所得税，住民税を納めている．
　　　② 健康維持増進および疾病の予防への取り組みを行っている．
　　　　（特定健康診査，予防接種，定期健康診断，健康診断，がん検診を受けている）
　　　③ 対象となる要指導医薬品および一般用医薬品を1世帯あたり1年間（1月1日〜12月31

日）に1万2,000円を超えて購入している（ただし控除限度額8万8,000円）．
※①〜③をすべて満たすことが条件
※租税特別措置期間は平成29年1月1日から平成33年12月31日
※対象となるのはスイッチOTC医薬品：医療用から転用された医薬品

　対象となる医薬品は厚生労働省のwebサイトで確認することができるが，対象製品に図2-2の識別マークが入っており，売り場で確認しやすいよう工夫がされている．

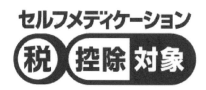

図2-2　セルフメディケーション対象製品識別マーク
（本マークは一般社団法人日本OTC医薬品情報研究会の登録商標）

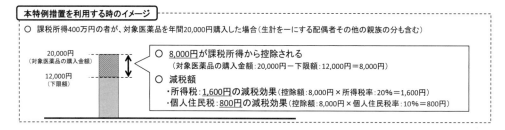

図2-3　医療費控除の特例を利用した際の具体的な例
（厚生労働省，セルフメディケーション税制概要について）

2-1-3　疾病の予防（予防医学）

　予防医学は，1953年米国の医学者レベルとクラークにより「病気を予防し，生命を延長し，身体ならびに精神の健康と能力を増進する科学と技術である」と定義され，3つの分類に分けられる．健康増進・疾病予防は一次予防，早期発見・早期治療は二次予防，機能維持・回復は三次予防と呼ばれている（表2-2）．

表2-2　予防医学の分類

一次予防	健康増進 健康保護 疾病予防	運動・栄養・睡眠状況の改善 喫煙・飲酒・ストレス対策 感染症予防・予防接種
二次予防	早期発見 早期治療	健康診断・定期検診
三次予防	リハビリテーション	合併症・機能障害の改善（社会的不利の予防）

薬局は地域に密着した健康情報の拠点として地域の健康・公衆衛生の向上に寄与することが求められている．住民の疾病の治療や予防の中心を担うのは病院や診療所であるが，薬局は近隣住民が日常的に利用する施設であることから，まずはじめに住民の悩みを聞き相談に応需する場所である．薬剤師は医薬品の適正な使用や健康に関する相談，情報提供を行い，一次予防，二次予防，三次予防すべての分野で住民の健康に寄与することが求められている．

2-1-4 健康日本21（第二次）

健康日本21は，新世紀の道標となる健康施策，すなわち，21世紀において日本に住む1人ひとりの健康を実現するための，新しい考え方による国民健康づくり運動である．

これは，自らの健康観に基づく1人ひとりの取り組みを社会の様々な健康関連グループが支援し，健康を実現することを理念としている．健康日本21の目的は，社会からみると病気や障害による社会的な負担を減らし，国民の健康寿命を延長して，活力ある持続可能な社会を築くことにある．また人の死を最終的に予防することが不可能である以上，病気予防の重点は早世に置くべきといえる．一方，個人からみると，早世と障害を予防し，生活の質を高めることによって，実り豊かで満足できる生涯づくりを目指すことにある．

現在は，2013年から10年間の計画である「健康日本21（第二次）」の健康施策に基づき，医師や薬剤師に代表される保健医療専門家は目標達成に貢献することが求められている．

・健康日本21（第二次）の各種目標
　○健康寿命の延伸と健康格差の縮小の実現に関する目標
　　① 健康寿命の延伸（日常生活に制限のない期間の平均の延伸）
　　② 健康格差の縮小（日常生活に制限のない期間の平均の都道府県格差の縮小）
　○主要な生活習慣病の発症予防と重症化予防の徹底に関する目標
　　(1) がん
　　　① 75歳未満のがんの年齢調整死亡率の減少
　　　② がん検診の受診率の向上
　　(2) 循環器疾患
　　　① 脳血管疾患・虚血性心疾患の年齢調整死亡率の減少
　　　② 高血圧の改善
　　　③ 脂質異常症の減少
　　　④ メタボリックシンドロームの該当者および予備軍の減少
　　　⑤ 特定健康診査・特定保健指導の実施率の向上
　　(3) 糖尿病
　　　① 合併症（糖尿病腎症による年間新規透析導入患者数）の減少
　　　② 治療継続者の割合の増加
　　　③ 血糖コントロール指標におけるコントロール不良者の割合の減少
　　　④ 糖尿病有病者の増加の抑制
　　　⑤ メタボリックシンドロームの該当者および予備群の減少
　　　⑥ 特定健康診査・特定保健指導の実施率の向上

(4) 慢性閉塞性肺疾患（COPD）
　① 慢性閉塞性肺疾患（COPD）の認知度の向上
○社会生活を営むために必要な機能の維持・向上に関する目標
　(1) こころの健康
　　① 自殺者の減少（人口10万人当たり）
　　② 気分障害・不安障害に相当する心理的苦痛を感じている者の割合の減少
　　③ メンタルヘルスに関する措置を受けられる職場の割合の増加
　　④ 小児人口10万人当たりの小児科医・児童精神科医師の割合の増加
　(2) 次世代の健康
　　① 健康な生活習慣（栄養・食生活，運動）を有する子どもの割合の増加
　　② 適正体重の子どもの増加
　(3) 高齢者の健康
　　① 介護保険サービス利用者の増加の抑制
　　② 認知機能低下ハイリスク高齢者の把握率の向上
　　③ ロコモティブシンドローム（運動器症候群）※を認知している国民の割合の増加
　　④ 低栄養傾向（BMI 20以下）の高齢者の割合の増加の抑制
　　⑤ 足腰に痛みのある高齢者の割合の減少
　　⑥ 高齢者の社会参加の促進（就業または何らかの地域活動をしている高齢者の割合の増加）
○健康を支え，守るための社会環境の整備に関する目標
　① 地域のつながりの強化（居住地域でお互いに助け合っていると思う国民の割合の増加）
　② 健康づくりを目的とした活動に主体的に関わっている国民の割合の増加
　③ 健康づくりに関する活動に取り組み，自発的に情報発信を行う企業登録数の増加
　④ 健康づくりに関して身近で専門的な支援・相談が受けられる民間団体の活動拠点数の増加
　⑤ 健康格差対策に取り組む自治体の増加
○栄養・食生活，身体活動・運動，休養，飲酒，喫煙および歯・口腔の健康に関する生活習慣および社会環境の改善に関する目標
　(1) 栄養・食生活
　　① 適正体重を維持している者の増加（肥満（BMI 25以上），やせ（BMI 18.5未満）の減少）
　　② 適切な量と質の食事をとる者の増加
　　③ 共食の増加（食事を1人で食べる子供の割合の減少）
　　④ 食品中の食塩や脂肪の低減に取り組む食品企業および飲食店の登録数の増加
　　⑤ 利用者に応じた食事の計画，調理および栄養の評価，改善を実施している特定給食施設の割合の増加

※ロコモティブシンドローム（運動器症候群）：骨や筋肉など運動器の障害や衰えによって，歩行困難など日常生活に支障をきたしている状態のこと．

(2) 身体活動・運動
　① 日常生活における歩数の増加
　② 運動習慣者の割合の増加
　③ 住民が運動しやすいまちづくり・環境整備に取り組む自治体数の増加
(3) 休養
　① 睡眠による休養を十分とれていない者の割合の減少
　② 週労働時間60時間以上の雇用者の割合の減少
(4) 飲酒
　① 生活習慣病のリスクを高める量を飲酒している者の割合の減少
　② 未成年者の飲酒をなくす
　③ 妊娠中の飲酒をなくす
(5) 喫煙
　① 成人の喫煙率の減少（喫煙をやめたい者がやめる）
　② 未成年者の喫煙をなくす
　③ 妊娠中の喫煙をなくす
　④ 受動喫煙（家庭・職場・飲食店・行政機関・医療機関）の機会を有する者の割合の減少
(6) 歯・口腔の健康
　① 口腔機能の維持・向上（60歳代における咀嚼良好者の割合の増加）
　② 歯の喪失防止
　③ 歯周病を有する者の割合の減少
　④ 乳幼児・学齢期のう蝕のない者の増加
　⑤ 過去1年間に歯科検診を受診した者の割合の増加

2-1-5 薬局アイテム

　薬局で取り扱いが可能なものは医薬品だけではない．医薬品のほか，医療機器（表2-3）や医薬部外品，保健機能食品（表2-4），毒物・劇物も取り扱い，販売することができる．薬局で取り扱いが可能な品目は多岐にわたるが，ここでは薬局薬剤師が取り扱う可能性のあるすべての品目を薬局アイテムと総称する．薬局で取り扱うアイテムについて図2-4にまとめた．薬剤師は医薬品に関してだけ情報提供を行うのではなく，様々なアイテムに精通し，住民に対して情報提供を行う必要がある．特に一般食品（いわゆる健康食品など）と保健機能食品は混同しやすいため注意が必要である．

表 2-3　医療機器

高度管理医療機器 （リスクが高いもの）	クラスⅣ クラスⅢ	自己血糖測定器 コンタクトレンズ インスリン自己注射用ディスポーザブル注射器・注射筒（針なし，針つきとも） 除細動器（AED 等）
管理医療機器 （リスクが比較的低いもの）	クラスⅡ	自動電子血圧計 家庭用電気マッサージ器 耳赤外線体温計等 注射針・採血針等
一般医療機器 （リスクが極めて低いもの）	クラスⅠ	ピンセット 救急絆創膏 弾性ストッキング 医療ガーゼ・医療脱脂綿等 採血用穿刺（せんし）器具など

※高度管理医療機器を薬局で取り扱うためには事前に許可の取得が必要となる．

（東京都薬剤師会（2018）2018 年版薬事関係法規教本，p.47 を一部改変）

表 2-4　保健機能食品

特定保健用食品 （トクホ）	健康の維持増進に役立つことが科学的根拠に基づいて認められている食品．科学的根拠に基づき，「コレステロールの吸収を抑える」などの表示が許可されている．表示されている効果や安全性については国が審査を行い，食品ごとに消費者庁長官が販売を許可した食品を指す．
栄養機能食品	特定の栄養成分の補給のために利用される食品で，すでに科学的根拠が確認された栄養成分を含むものが対象（脂肪酸（1 種類），ミネラル類（6 種類），ビタミン類（13 種類））となる．栄養成分の含有量が国の基準値内であり，栄養機能表示・注意喚起表示をすることで製造業者は特に届出などをしなくても国の定めた表現によって機能性を表示することができる．
機能性表示食品	事業者の責任において，科学的根拠に基づいた機能性を表示した食品．販売前に安全性および機能性の根拠に関する情報などが消費者庁長官へ届け出られているが，特定保健用食品とは異なり，消費者庁長官の個別の許可を受けたものではない．

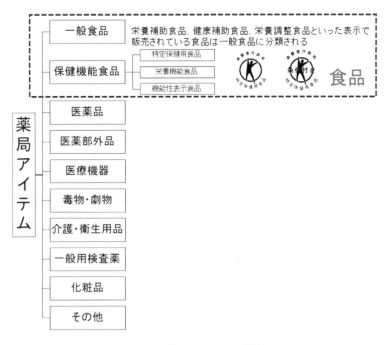

図 2-4 薬局アイテムの分類

2-1-6 医薬品の適正使用

　医薬品の本質は「効能効果とリスクを併せ持つもの」であり，適切に使用するためには薬剤師による情報提供が不可欠である．処方箋医薬品と同様に，市販薬の利用でも健康被害が発生している．一般用医薬品を安全に利用するため顧客の相談に応じ，また求めがない場合であっても適正利用を目的とした情報提供に努めることは薬剤師の重要な責務である．

　医薬品を適正に使用するために，薬剤師は顧客ごとに応じた状況の評価，いわゆる薬剤師によるトリアージ業務を行う．薬剤師は，顧客から得られた情報をもとに，薬学的見地から状況を判断し，一般用医薬品の選択，受診勧奨，生活指導を顧客に対して行い，顧客1人ひとりのセルフメディケーションの質の向上に寄与する．

　「医薬品，医療機器等の品質，有効性及び安全性の確保等に関する法律（薬機法）」により，ある程度の医薬品リスクについてはパッケージに表示されているが，それだけでは十分な情報とはいえない．薬剤師は積極的に顧客に対して情報提供を行っていく必要がある．

表 2-5　相談者に確認する基本的項目

1. 「購入の動機」は何か．
2. 「使用する者」はだれか．
3. 「服用してはいけない人」，「してはいけないこと」に該当するか否か．
4. 「医師等による治療を受けている」か否か（治療を受けている場合）．

（日本薬剤師会（2017）要指導医薬品，一般用医薬品販売の手引き 改訂第2.1版, p.23, 表 2-2-1）

表 2-6 要指導医薬品販売・授与にあたっての確認事項

要指導医薬品販売時に確認が必要な事項
① 年齢
② 他の薬剤又は医薬品の使用の状況
③ 性別
④ 症状
⑤ 症状に関して医師又は歯科医師の診断を受けたか否かの別及び診断を受けたことがある場合にはその診断の内容
⑥ 現にかかっている他の疾病がある場合は，その病名
⑦ 妊娠しているか否かの別及び妊娠中である場合は妊娠週数
⑧ 授乳しているか否かの別
⑨ 当該要指導医薬品に係る購入，譲受け又は使用の経験の有無
⑩ 調剤された薬剤又は医薬品の副作用その他の事由によると疑われる疾病にかかったことがあるか否かの別並びにかかったことがある場合はその症状，その時期，当該薬剤又は医薬品の名称，有効成分，服用した量及び服用の状況
⑪ その他，情報の提供及び指導を行うために確認が必要な事項

（東京都薬剤師会（2018）2018 年版薬事関係法規教本，p.94）

2-1-7 薬物乱用防止

　警視庁によれば，都内で毎年 2,000 人弱の人々が覚せい剤，麻薬などの薬物に関わる犯罪により検挙されている．覚せい剤はもちろん，麻薬や睡眠薬などの医薬品を不適切に使用することは，本人の健康を害するだけではなく，場合によっては犯罪として社会に様々な悪影響を及ぼす．薬物乱用は大きな社会問題であるため，薬剤師は国民が安心・安全に医薬品を利用できるよう日々注意して業務にあたることが求められる．それは薬局医薬品だけが対象となるのではなく，比較的リスクが低いとされる要指導医薬品や一般用医薬品についても同様である．

　一般用医薬品にも多く含有される鎮咳去痰薬やプソイドエフェドリン等を含む一般用医薬品でも薬物乱用の危険性があり，法律によって「乱用等のおそれのある医薬品」に指定されている．薬物乱用の具体的な例としては，エフェドリンやコデインの大量摂取があげられる．どちらも代表的な風邪薬の成分であるが，本来の目的を無視し，エフェドリンを覚せい剤，コデインを安定剤として服用する手法がある．エフェドリンやコデインを含む風邪薬はドラッグストアで手軽に購入することが可能であるため，それを逆手にとり，風邪シロップを大量摂取（一気飲み）することで覚せい剤や安定剤の代用とする薬物乱用の事例である．「栄養ドリンクのかわりに」といった安易な気持ちで代用するケースが後を絶たないが，副作用や薬物依存により本人のQOLが低下することはいうまでもない．指定成分を含む医薬品を販売する際は，必要量（原則として1 人一包装単位）を販売し，相手方の購入量，購入頻度，言動，身体的所見などから乱用等が疑われる者には販売しないよう十分に注意する必要がある．

表 2-7　乱用等のおそれのある医薬品

次の各号に掲げるもの，その水和物およびそれらの塩類を有効成分として含有する製剤
1. エフェドリン
2. コデイン（鎮咳去痰薬に限る）
3. ジヒドロコデイン（鎮咳去痰薬に限る）
4. ブロムワレリル尿素
5. プソイドエフェドリン
6. メチルエフェドリン（鎮咳去痰薬のうち，内用液剤に限る）

（厚生労働省告示第252号）

2-1-8　ゲートキーパー（自殺防止）

　自殺者の減少は，健康日本21（第二次）にもあげられている目標の1つである．自殺を防ぐためには，周りにいる人が自殺の危険を示すサインに気づき，適切な対応をはかることが重要であるが，このような対応をとることができる人を「ゲートキーパー」と呼ぶ．

　調剤や健康相談に従事する薬剤師は，薬物乱用が疑われるケースや顧客の悩みごとにいち早く気がつくことができる．薬を通じて長い期間継続して相手と関わる機会が多いため急がず相手のペースに合わせた傾聴が可能であること，さらには地域連携から地域の精神科診療医や行政関係窓口を紹介するなど他業種連携を活かした支援も行えるため，薬剤師はゲートキーパーに適した職能とされる．

　日本薬剤師会は，「薬剤師は，薬に関する専門的な知識の上で，人の生活や心身のコンディションに接する職種であり，また薬局は地域の保健の拠点でもあることから，国民に対する気づきの促進と，国民と専門機関をつなぐインターフェイスとしての役割，つまり，地域における薬局の相談・情報発信の機能，他職種・機関との連携機能の発揮が期待されている」と発言している．薬剤師業務，薬局機能のさらなる充実が，過量服薬の防止や自殺予防に貢献するのである．

・薬剤師が行う過量服用対策，自殺対策への取り組み（薬局での具体的な対応の例）
　(1) 知識普及・啓発
　　・「眠れていますか？」の声かけ等の国民にわかりやすい気づきのきっかけの提供
　　・各種相談機関，医療機関等へのアクセスに関する情報提供
　　・薬物依存の危険性等に関する普及啓発
　(2) 早期発見
　　・薬局は過量服薬のリスクが高い者との接点が多く，早期発見に結びつく介入効果が期待されている
　　・一般用医薬品の睡眠改善薬の常用者（連用者），大量購入者への声かけ，受診勧奨
　　　（一般用医薬品の睡眠改善薬のほか，鎮痛薬，感冒薬，鎮咳薬，漢方薬やサプリメントの場合もある）
　　・来局者とのコミュニケーションから得る様々な情報（睡眠薬や向精神薬とアルコールの併用，アルコール量が増えている状況，不眠などのうつ病のサイン，自殺企図などのSOSサイン）を読み取り，医師につなげることができる．また受診していない場合には，適切

な医療機関への受診勧奨を行う
・専門医療機関や相談機関との連携
※専門医療機関や相談機関については，受け入れ体制などに地域差があるため，地域の実情に応じた連携のあり方を検討すること
(3) 適切な薬物治療の提供（過量服薬のリスクが高い者への対応を含む）
・適切な服薬指導による，患者の服薬意義の理解の向上
・薬学的管理（患者のコンプライアンス管理）
・薬学的管理に基づく処方医への疑義照会，情報提供，提案
・薬学的管理に基づく患者への声かけ，相談応需，情報提供，指導

2-1-9 医薬品の流通と卸売販売業

(1) 医薬品卸

　医薬品卸は日本の医療の基盤を支える存在であり，医薬品の卸売をはじめ様々な役割を果たし国民医療の増進に貢献している．日本の医薬品卸は，1万数千種類に及ぶ医療用医薬品を約23万か所の医療機関に供給する流通網を構築している．その流通網は少量多頻度の配送に迅速に対応するだけでなく，不良品の回収や副作用などの情報提供・収集といった特殊な機能を併せ持ち「毛細血管型」の流通網と呼ばれる．日本の卸は欧米の卸にはない「情報提供」という機能を併せ持つことから，社会インフラとして高く評価されている．医療用医薬品は製造元の医薬品メーカーから直接病院，薬局に納品されるケースもあるが大半は医薬品メーカーから医薬品卸を経由して納品される．一般用医薬品に関しても約半数は医薬品卸を経由する．

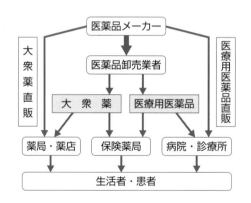

図 2-5　医薬品の流通

(2) 法的規制

　医薬品は直接命に関わりを持つ商品であるため，仕入れ，保管，配送，販売，使用に至るまで薬機法をはじめ各種の法的規制を受ける．薬局と同様，医薬品卸の各営業所には管理薬剤師を1名設置することが薬機法で定められており，管理薬剤師は薬剤師の立場から営業活動をサポートし事業所を管理する責任を担っている．薬剤師は，事業所の職員に対して医薬品の特性に合わせ

た品質管理，配送方法を教育し，法令に遵守した営業が行われるよう各種許認可の管理にも努める．併せて安全確保のため，医薬品に関する情報収集，販売先，販売元に対して情報提供が求められる．

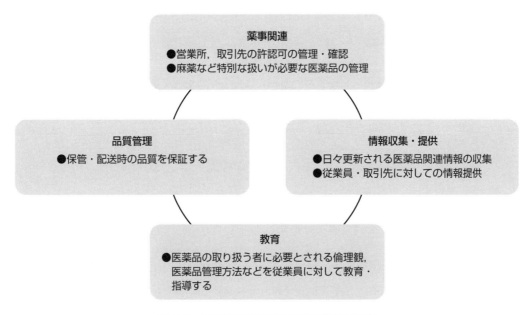

図2-6 卸売販売業における管理薬剤師業務

(3) トレーサビリティ（流通履歴管理）

医薬品の使用によって，重篤な副作用が発生した場合や不良品の流通が明らかになった場合には，健康被害の発生を最小限に抑えるため，迅速に対応する必要がある．物品の流通経路を生産段階から最終消費段階まで追跡できることをトレーサビリティと呼ぶが，トレーサビリティを確保することは万が一の事態に迅速に対応することを可能にする．医薬品に関してもトレーサビリティの確保は推進されており，2003年7月の薬事法の改正に伴い，生物由来製品市販後安全対策の強化として，製薬会社・卸・医療現場で，製剤名・規格・ロット番号等の販売記録，使用記録の保管管理（保存期間等）が義務化された．

2-2 クリニカル　クエスチョン

問1　顧客から「風邪薬を大量に購入したい」と求めがあった際，薬局薬剤師に求められる対応を考察し，説明しなさい．

問2　健康食品，保健機能食品，医薬品の3つの違いについて説明しなさい．

問3　Case2-2の「お薬相談会」当日に会員薬剤師に寄せられることが予想される相談内容とその回答を考察しなさい．

問4　過去，製薬会社に対して一定期間の業務停止命令が下った事例がある．その際も医療機

関，薬局は医薬品を切らさず医療サービスの提供が継続できた．継続できた理由を考察しなさい．

2-3 演習問題

問1　下記の設問から，正しいものを2つ選択しなさい．
1. 要指導医薬品・一般用医薬品はどの年齢の人でも服用可能である．
2. 要指導医薬品・一般用医薬品を使用しても症状が改善しない人に，もう一度同じ要指導医薬品・一般用医薬品を勧めた．
3. 要指導医薬品・一般用医薬品で対応できない疾患の可能性がある時は，受診勧奨する．
4. 運転や危険な作業を伴う職業の人には，眠気の起こりにくい要指導医薬品・一般用医薬品を選択する．
5. 要指導医薬品・一般用医薬品は，安全性の高い成分しか含有しておらず生活習慣や他薬剤との相互作用について注意する必要はない．

問2　62歳男性．頭痛，のどの痛み，痰のからむ咳，鼻水に加え鼻閉症状を訴えて来局した．男性に質問したところ，仕事で車を運転していること，毎日晩酌し1日20本の喫煙をしていることがわかった．現在，服用している薬はない．そこで，下記の成分が含まれる一般用医薬品を提案した．

商品名	成分名・含有量
総合感冒薬A	イブプロフェン　　　　　　　　　　450 mg L-カルボシステイン　　　　　　　　750 mg プソイドエフェドリン塩酸塩　　　　135 mg d-クロルフェニラミンマレイン酸塩　3.5 mg ジヒドロコデインリン酸塩　　　　　24 mg 無水カフェイン　　　　　　　　　　75 mg （9錠中／1日分）

販売時に薬剤師が情報提供・指導する内容として適切なものはどれか．2つ選択しなさい．
（第101回薬剤師国家試験　問343を一部改変）

1. 低血糖を起こすことがありますので注意してください．
2. 喫煙により薬の効果が弱くなるため，喫煙を控えてください．
3. 眠くなる成分は入っていませんので，服用後の車の運転は大丈夫です．
4. 便秘をすることがありますので注意してください．
5. のどが渇くことがあるので，適宜水分を補給してください．

問3　64歳男性．風邪気味のため近くの薬局を訪れ，薬剤師に一般用医薬品の相談をした．男性が持参したお薬手帳には，以下の内容が記載されており，1年以上継続して服薬していることがわかった．

(お薬手帳)

年　月　日	処方内容
平成27年2月10日 　タムスロシン塩酸塩カプセル 0.2 mg 　　1日1回　朝食後　14日分 　テプレノンカプセル 50 mg 　　1日3回　毎食後　14日分	1回1カプセル 1回1カプセル ○○内科医院　○○太郎

　男性の症状を聴取したところ，のどがイガイガして痰のからむ咳があるが，鼻水，発熱および頭痛はないとのことであった．薬剤師は，以下の成分を含む一般用医薬品の中から，この男性に適した薬剤を推奨することにした．推奨する一般用医薬品の成分として適切なのはどれか．2つ選択しなさい．

（第100回薬剤師国家試験　問298を一部改変）

1. L-カルボシステイン，ブロムヘキシン塩酸塩
2. アセトアミノフェン，エテンザミド
3. デキストロメトルファン臭化水素酸塩水和物，ジプロフィリン
4. ジメモルファンリン酸塩，ブロムヘキシン塩酸塩，d-クロルフェニラミンマレイン酸塩
5. イブプロフェン，アリルイソプロピルアセチル尿素

Column　医薬品の特定販売（インターネット販売）

　店舗販売業として要指導医薬品や一般用医薬品を販売・供給する際は，「医薬品，医療機器等の品質，有効性及び安全性の確保等に関する法律（薬機法）」に定められた「顧客が医薬品を安全かつ適切に使用するための法規」を遵守しなければならない．法規は平成21年の薬事法改正時に一般用医薬品の定義づけが行われた際に合わせて定められたもので，一般用医薬品のリスクの程度に合わせて「陳列」，「表示」，「情報提供」を行うことが決められている．また，平成26年6月の薬機法改正により新しく「要指導医薬品」が新たな区分として新設され，同時にインターネットを介した医薬品の販売が認められ現在の販売体制，販売法規が確立された．

　平成26年の規制緩和により，インターネットを介した医薬品販売（特定販売）が行われることとなったが，いわゆる「通信販売」と同じと考えてはいけない．医薬品は有用性とリスクを併せ持つ．副作用被害や薬物乱用により顧客に不利益が生じないよう，実際の店舗での販売と同様に，事業を行う場所が定められた「設備基準」に適合すること，専門家による「情報提供」をすることが法律により定められている．日本薬剤師会は，店舗に

よる対面販売でなければ患者の健康を守ることはできないという見解をとり，一般用医薬品のインターネット販売に関しては消極的であるが，昨今の急速な科学技術の発展に伴い，今までは不可能と思われていたことが可能となることも十分に考えられる．本章では地域の拠点としての「薬局」について焦点をあてたが，情報化社会の進展，IT 技術の向上は薬剤師の仕事にも変化をもたらしていくだろう．セルフメディケーションの推進が求められている中で，インターネット販売（特定販売）のニーズが高まるのかどうかはまだはっきりしないが，国民のニーズをしっかりととらえ，医薬品を供給していくことは薬剤師の責務である．「安全」と「利便」どちらもないがしろにせず，薬剤師として職能を発揮していくことが重要ではないだろうか．

参考文献

1) 保健指導リソースガイド web サイト，和田高士，人間ドックと特定健診・特定保健指導の実際
2) 厚生労働省，健康日本 21（総論）
3) 厚生労働省，セルフメディケーション税制概要について
4) ラジオ NIKKEI「薬学の時間」(2011 年 2 月 22 日放送分) 日薬アワー「自殺・うつ病等対策」，生出泉太郎，http://medical.radionikkei.jp/yakugaku/date/201105/
5) 国立健康・栄養研究所「健康日本 21（第二次）分析評価事業　健康日本 21（第二次）妄評項目一覧
6) 消費者庁，食品関連事業者の方へ「機能性表示食品」制度がはじまります！商品の開発・販売を考える前に
7) 東京都薬剤師会（2018）2018 年版薬事関係法規教本
8) 日本薬剤師会（2017）要指導医薬品，一般用医薬品販売の手引き　改訂第 2.1 版
9) アルフレッサ「医薬品の流通としくみと機能～医薬品卸売販売業の役割～（2015 年 7 月版）」
10) 日本医薬品卸売業連合会，2014～2015 医薬卸連ガイド

Case 3 チーム医療
―緩和ケア―

Case 3

患者
68歳．男性．60代の妻と2人暮らし．

膵臓がん（ステージⅣ）．肺転移があり手術による切除不能と診断された終末期のがん患者．

現病歴
半年前に背部痛を主訴とし大学病院を受診したところ上記の診断を受けた．外来通院で化学療法による治療を受けていたが，NSAIDs（ジクロフェナクナトリウム）の投与により緩和されていた疼痛が徐々に増強し，先週から入院加療となっていた．入院直後から緩和ケアチームが介入し，今後の症状の経過を配慮しオピオイド鎮痛薬の導入による疼痛緩和が必要と判断した．緩和ケアチームの担当薬剤師から主治医および患者に説明が行われたが，主治医・患者ともオピオイド鎮痛薬に対する抵抗感が強く，アドバイスは受け入れられないまま疼痛コントロールは不良であった．

処方箋
ジクロフェナクナトリウム錠25 mg　　1回1錠（1日3錠）
　　1日3回　　朝昼夕食後
テプレノンカプセル50 mg　　　　　1回1カプセル（1日3カプセル）
　　1日3回　　朝昼夕食後
ジクロフェナクナトリウム錠25 mg　　1回1錠
　　痛みが強い時　　頓用　　1日2回まで

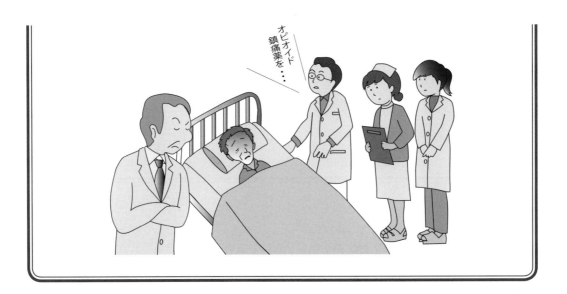

本章の目標
- 患者・生活者の健康回復と維持，生活の質の向上に薬剤師が積極的に貢献することの重要性を説明できる．
- 疼痛緩和における薬物療法（WHO方式がん性疼痛治療法）について理解する．
- チーム医療（緩和ケア）における薬剤師の役割と重要性について理解する．
- 劇薬，毒薬，麻薬，向精神薬および覚せい剤原料等の管理と取り扱いについて理解する．

キーワード
医薬品の適正使用，ファーマシューティカルケア，多職種連携，チーム医療，各職種・患者・家族の役割，薬学的管理

3-1 キーワードの解説

3-1-1 医薬品（鎮痛薬）の適正使用

(1) がん患者の身体症状とQOL

Case3の患者は終末期のがん患者である．がん患者は種々の身体症状が発現するが，疼痛は初期の段階から発現することも多く，終末期には60％以上の患者に発現することが知られている（図3-1）．がん患者の生活の質（QOL）を維持するためには，疼痛コントロールが重要であり，鎮痛薬を利用した治療が行われる．

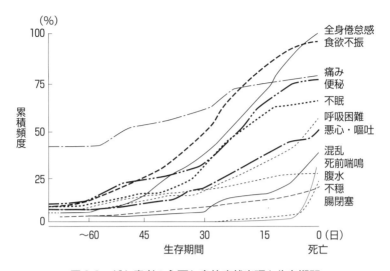

図 3-1 がん患者の主要な身体症状出現と生存期間
(恒藤暁ほか編 (2007) 系統看護学講座別巻 10, p.117, 図 6-1, 医学書院)

(2) WHO 式がん性疼痛治療法による治療戦略，目標

がん患者の最も代表的な疼痛治療法は WHO 式がん性疼痛治療法である．①チームアプローチによるがん患者の痛みの診断とマネージメントの重要性，②詳細な問診，診察，画像診断などによる痛みの原因，部位，症状の十分な把握の必要性，③痛みの治療における患者の心理的，社会的およびスピリチュアルな側面への配慮と患者への説明の重要性，④症状や病態に応じた薬物または非薬物療法の選択，⑤段階的な治療目標の設定，⑥臨床薬理学に基づいた鎮痛薬の使用法の 6 項目からなる治療戦略を掲げ，広くがん患者の痛みのマネージメントに実践されている．実際には個々の患者の状況に応じて現実的かつ段階的な目標を設定する（表 3-1）．

表 3-1 WHO 式がん性疼痛治療法の目標

	目　標
第 1 目標	痛みに妨げられない夜間の睡眠確保
第 2 目標	安静時の痛みの消失
第 3 目標	体動時の痛みの消失

(3) WHO 式がん性疼痛治療法による鎮痛薬使用の 5 原則

実際の鎮痛薬の使用は，①経口的に（by mouth），②時刻を決めて規則正しく（by the clock），③除痛ラダーに沿って（by the ladder），④患者ごとに個別量で（for the individual），⑤細かい配慮を（with attention to detail）の 5 原則に基づいて行われる．

鎮痛薬は，簡便で用量調節が容易で安定した血中濃度が得られる経口投与を優先して選択する（by mouth）．しかし，嘔気や嘔吐，嚥下困難，消化管閉塞などがみられる患者には，直腸内投与（坐剤），持続皮下注（注射剤），持続静注（注射剤），経皮投与（貼付剤）などを改めて検討する．痛みが持続性である時には，時刻を決めた一定の使用間隔で投与する（by the clock）．突出痛に対しては，定期投与と同時にレスキュー・ドーズを設定する．鎮痛薬は，「WHO 3 段階

除痛ラダー」に従って選択する（by the ladder）．増量しても効果が不十分な場合は，効果が一段強い鎮痛薬に切り替える．オピオイド鎮痛薬使用時も，必要に応じて非オピオイド鎮痛薬や鎮痛補助薬を併用することも重要である．個々の患者の鎮痛薬の適量は効果判定を繰り返しながら，調整していく必要がある．適切な投与量とは，その量でその痛みが消え，眠気などの副作用が問題とならない量である（for the individual）．治療による患者の痛みの変化を観察し続けていく．効果と副作用の評価と判定を頻回に行い，適切な鎮痛薬への変更や鎮痛補助薬の追加を考慮する（with attention to detail）．

(4) 代表的な疼痛評価法とWHO式がん性疼痛治療法による3段階除痛ラダー

痛みの強さは種々の評価法を利用して行う（図3-2）．Numerical Rating Scale（NRS）は全く痛みがないを0，最悪の痛みを10とし0〜10の11ポイントで痛みを評価する．Visual Analogue Scale（VAS）は，100 mmの直線に全く痛みがないと最悪の痛みを左右の端におき，痛みを評価する．Verbal Rating Scale（VRS）は3段階から5段階の痛みの強さを表す言葉を順に並べ痛みを評価する．Faces Pain Scale（FPS）は感じている痛みの強さを，痛みを表している顔の絵で選び評価する．

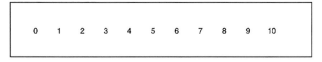
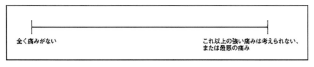
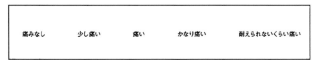

図3-2　代表的な痛みの強さの評価法
（日本緩和医療学会緩和医療ガイドライン委員会編，がん疼痛の薬物療法に関するガイドライン2014年版，金原出版）

これらの評価法を利用して痛みを評価し，その強さに応じて鎮痛薬の使用を段階的に示した3段階除痛ラダーを利用して投与する鎮痛薬を選択する（表3-2）．

表3-2　WHO式がん性疼痛治療法の鎮痛薬リスト

除痛ラダー	薬剤	代表薬	代替薬*
第1段階	非オピオイド鎮痛薬	アスピリン アセトアミノフェン イブプロフェン インドメタシン	ナプロキセン ジクロフェナク
第2段階	弱オピオイド鎮痛薬	コデイン	ジヒドロコデイン アヘン末 トラマドール
第3段階	強オピオイド鎮痛薬	モルヒネ	メサドン オキシコドン ペチジン ブプレノルフィン フェンタニル ヒドロモルフォン

*国内で入手できる薬剤のみ

(5) WHO式がん性疼痛治療法による除痛率

WHO式がん性疼痛治療法の鎮痛効果については種々の調査が行われており，いずれも約70％以上の有効性が示されている（表3-3）．以上から，がん疼痛治療において重要な役割を担っていると考えられる．

表3-3　WHO式がん性疼痛治療法の除痛率

報告者（報告年）	症例数	除痛率
Takeda., et al (1986)	205	87％
Ventafridda., et al (1987)	1,229	71％
Walker., et al (1988)	13	69％
Goisis., et al (1989)	45	93％
Ground., et al (1991)	401	76％
Wenk., et al (1991)	28	100％
Zech., et al (1995)	2,118	88％

(6) オピオイド鎮痛薬への誤解と対応

オピオイド鎮痛薬の使用に関してCase3の患者や主治医のように抵抗感を持つケースも少なくない．その理由として，オピオイド鎮痛薬の使用により「麻薬中毒になる」，「寿命を縮める」，「徐々に効果がなくなる」，「最後の手段である」などの誤解がある．国内の一般国民を対象

とした調査では，約30％がオピオイド鎮痛薬に対して何らかの誤解を持っていたとの報告もある．患者にはオピオイド鎮痛薬に関する適切な情報提供を行うとともに医療者に対しても適切な知識を持ってもらうように薬剤師が積極的に働きかける必要がある．

3-1-2 多職種連携，チーム医療

(1) 医療機関で活動する代表的なチーム医療

Case3の患者のように終末期のがん患者に対しては集学的な治療が必要となる．医療は高度化および専門化が進み，集学的な治療を実現するために各分野の専門的な知識や技術を持った医療従事者が集まって協働して治療にあたるチーム医療が有用である（図3-3）．厚生労働省の「チーム医療の推進に関する検討会」は，2010年に報告書「チーム医療の推進について」を取りまとめ，さらに，報告書の内容を踏まえて「医療スタッフの協働・連携によるチーム医療の推進について」（平成22年4月30日　医政発第0430第1号厚生労働省医政局長通知）を発出した．これによって，チーム医療を展開する際に各医療スタッフが実施することができる業務の内容について整理がされた．なお，現在，多くの医療機関では様々なチーム医療が活動している（表3-4）．これら様々なチーム医療が多職種連携で展開する中で薬剤師は参画し，その役割を果たす活動が求められている．

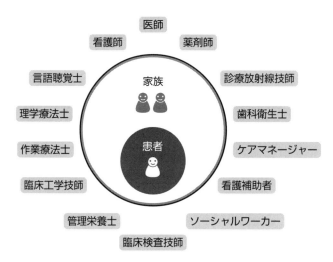

図3-3　多職種連携によるチーム医療の概念

表3-4 医療機関で活動する主なチーム医療

	参加する主な職種	主な業務内容
緩和ケアチーム	医師,薬剤師,看護師,理学療法士,臨床心理士,MSW	様々な苦痛が取り除かれることで治療を受ける患者が自分らしい生き方を選択するための一助となるようにする.
褥瘡対策チーム	医師,薬剤師,看護師,理学療法士,管理栄養士	褥瘡のリスクファクターおよび患者状態を各専門職の視点から多面的に評価することにより,患者個々の特性に応じた効果的な対策,治療を実践する.
感染制御対策チーム	医師,薬剤師,看護師,臨床検査技師	感染対策や薬剤耐性菌監視等により,感染症の診断と治療および院内感染制御に貢献する.
栄養サポートチーム	医師,歯科医師,薬剤師,看護師,臨床検査技師,理学療法士,管理栄養士,歯科衛生士	栄養障害の状態にある患者またはそのハイリスク患者に対して栄養管理を行い,患者の生活の質の向上,原疾患の治癒促進および感染症等の合併症を予防し,早期退院に結びつくことに貢献する.

(2) 緩和ケアチームの定義

Case3では緩和ケアチームの活動が示されている．緩和ケアチーム（palliative care team：PCT）には，種々の定義が存在するが，患者の様々な苦痛を軽減することを目的に医師，薬剤師，看護師，医療ソーシャルワーカー，臨床心理士，理学療法士，管理栄養士などの多職種で活動するチーム医療となっている（表3-5）．

「緩和ケア診療加算」を診療報酬で算定する場合，当該施設は緩和ケアに係る専従のチーム（PCT）についての施設基準を有する必要がある（表3-6）．さらに，「がん診療連携の拠点となる病院若しくは財団法人日本医療機能評価機構等が行う医療機能評価を受けている病院またはこれらに準ずる病院であること」も施設基準には盛り込まれており，がん治療に対する一定以上の医療水準を有する必要がある．

(3) 緩和ケアチームにおける薬剤師の役割

PCTに参画する薬剤師は，対象となる患者が多彩な身体症状を有することから幅広い薬剤に関する知識が必要となる．チームの中で求められる主な役割には，①患者の症状や治療計画を薬学的視点（臓器機能，薬物動態，薬理学的特徴，相互作用，配合変化，院内製剤の可能性，保険適応，費用対効果など）からアセスメントし立案する，②依頼者である担当医・病棟スタッフやチームメンバーに対して，問題解決につながる薬剤の情報を提供する，③病棟薬剤師を支援，教育する，④緩和ケアにおける特殊な薬剤の使い方を薬剤部内に周知する，などがある．

薬物療法について様々な知識が求められることから，薬剤師として知識や経験など総合力を高める必要がある．

表 3-5　緩和ケアチームの主な定義

・厚生労働省科学研究助成研究「緩和ケアチームの基準」(2008 年)
　Ⅰ．理念・基本方針
　　1．理念
　　　　緩和ケアチームは，患者・家族の QOL を向上させるために，緩和ケアに関する専門的な臨床知識・技術により，病院内の医療従事者への教育・支援および患者・家族への直接ケアを行う．
　　2．基本方針
　　　1) 病院内で勤務する医療従事者を対象としたコンサルテーションを行う．
　　　2) 依頼元の医療従事者と合意のうえ，必要に応じて患者・家族に直接ケアを行う．
　　　3) 患者・家族だけでなく，病院の特性や医療従事者のニーズに合わせて活動する．
　　　4) 緩和ケアチーム内および依頼元の医療従事者と話し合いのうえ，患者・家族のケア方針を決定する．
　Ⅱ．ケアの提供体制
　　1．職種の配置
　　　以下の職種を含むか，必要に応じて協働できる体制が望ましい．
　　　1) 身体症状の緩和に習熟した医師
　　　2) 精神症状の緩和に習熟した医師
　　　3) 緩和ケア領域での専門/認定資格を持つ看護師
　　　4) 緩和ケアに習熟した薬剤師
　　　5) 医療ソーシャルワーカー
　　　6) 心理士
　　　7) リハビリテーションに関する医療従事者（理学療法士，作業療法士，言語聴覚士など）
　　　8) 管理栄養士
　　　9) その他，患者・家族の QOL 向上に資する職種
　　2．活動体制の整備
　　　1) 病院内で緩和ケアチームが組織上，明確に位置づけられるようにする．
　　　2) 病院内に緩和ケアチームの理念・基本方針を開示する．
　　　3) 緩和ケアチームの体制（病院内での位置づけ，構成要員，活動時間，活動内容など）について，病院内の医療従事者および患者・家族に周知する．
　　　4) 緩和ケアチームへの依頼方法（依頼できる職種，手段など）について，病院内の医療従事者に周知する．
　　　5) 依頼に迅速に対応できる体制を取る．

・日本緩和医療学会　専門的・横断的緩和ケア推進委員会編「緩和ケアチーム活動の手引き（第 2 版）」(2013 年)
　　　緩和ケアを専門とする医師，看護師等を含めたチームによる緩和ケアの提供体制を指し，以下の 2 項目を満たす場合に緩和ケアチームとする．
　(1) 緩和ケアチームに常勤の医師が 1 名以上配置されている（専従である必要はない）．
　(2) 紹介患者の身体的・心理的・社会的・スピリチュアルな苦痛を包括的に評価し，必要に応じて疼痛・身体症状の緩和に関する専門家や精神症状の緩和に関する専門家と協力する体制がある．

表 3-6　緩和ケア診療加算に関する施設基準

1) 当該保険医療機関内に，以下の4名から構成される緩和ケアに係る専従のチーム（以下「緩和ケアチーム」という.）が設置されていること.
   ア　身体症状の緩和を担当する常勤医師
   イ　精神症状の緩和を担当する常勤医師
   ウ　緩和ケアの経験を有する常勤看護師
   エ　緩和ケアの経験を有する薬剤師
   なお，ア又はイのうちいずれかの医師及びエの薬剤師については，緩和ケアチームに係る業務に関し専任であって差し支えないものとする.
7) 1) のエに掲げる薬剤師は，麻薬の投薬が行われている悪性腫瘍患者に対する薬学的管理及び指導などの緩和ケアの経験を有する者であること.
9) 症状緩和に係るカンファレンスが週1回程度開催されており，緩和ケアチームの構成員及び必要に応じて，当該患者の診療を担う保険医，看護師，薬剤師などが参加していること.
10) 当該医療機関において緩和ケアチームが組織上明確に位置づけられていること.
11) 院内の見やすい場所に緩和ケアチームによる診療が受けられる旨の掲示をするなど，患者に対して必要な情報提供がなされていること.

（平成28年3月4日保医発0304第1号より抜粋）

3-2 クリニカル　クエスチョン

問1　WHO式がん性疼痛治療法の5原則について説明しなさい（400字）.

問2　代表的な痛みの強さの評価法とその特徴について説明しなさい（400字）.

問3　緩和ケアチームに参加する薬剤師に求められる役割について説明しなさい（400字）.

3-3 演習問題

問1　WHO式がん性疼痛治療法の鎮痛薬使用の5原則の記述のうち，正しいのはどれか. すべて選べ.
1. 静脈内投与を優先する.
2. 痛みの強さに応じた薬剤を選択する.
3. 内服薬は消化器症状を考慮して食後に服用する.
4. 副作用対策は適切に行う.

問2　WHO式がん性疼痛治療法3段階除痛ラダーで第3段階の薬剤に該当するのはどれか. すべて選べ.
1. ナプロキセン　　2. オキシコドン　　3. トラマドール
4. ブプレノルフィン　　5. コデイン

問3　緩和ケア診療加算を算定する条件として正しいのはどれか．すべて選べ．
1. 組織上明確に緩和ケアチームが位置づけられている．
2. 病棟回診が定期的に行われている．
3. 症状緩和に関わるカンファレンスが1回/月開催されている．
4. 参加する薬剤師は緩和ケアの経験の有無を問わない．

Column　緩和薬物療法認定薬剤師

　チーム医療を円滑に推進する専門的な知識を有した薬剤師の養成は重要である．緩和医療領域においては「日本緩和医療薬学会」が認定する緩和薬物療法認定薬剤師制度がある．緩和医療の精神を理解し緩和薬物療法に関する知識を修得し，医師，看護師，その他医療従事者とともに患者治療に資する薬剤師を育成する目的で同学会が認定制度を立ち上げ，教育・研修体制についても準備を進めている．

　なお，同認定薬剤師を取得するためには，次の各項の条件をすべて満たし，認定試験に合格する必要がある．

1. 日本国の薬剤師免許を有し，薬剤師として優れた見識を備えていること．
2. 申請時において，薬剤師としての実務歴を5年以上有する日本緩和医療薬学会（以下，本学会）の会員であること．
3. 申請時において，薬剤師認定制度認証機構により認証された生涯研修認定制度による認定薬剤師，日本病院薬剤師会生涯研修履修認定薬剤師，あるいは日本医療薬学会認定薬剤師のいずれかであること．
4. 申請時において，引き続いて3年以上，緩和ケアチームまたは緩和ケア病棟を有している病院，診療所等のいずれかの施設において緩和ケアに従事している薬剤師であること（所属長の証明が必要），あるいは申請時において，引き続いて3年以上，麻薬小売業者免許を取得し，かつ，がん診療を行っている在宅療養支援診療所等の医療機関と連携する保険薬局等に勤務し，緩和ケアに従事していること（依頼する医師および薬局開設者の証明が必要）．
5. 過去5年以内に，認定対象となる講習等を所定の単位（計100単位，毎年20単位）以上履修していること．過去5年以内に，がん疼痛緩和と医療用麻薬の適正使用推進のための講習会（厚生労働省，麻薬・覚せい剤乱用防止センター等主催）に1回以上参加していること．
6. 薬剤師として実務に従事している期間中に，本学会年会あるいは別に規定する学術集会において緩和ケア領域に関する学会発表を2回以上（少なくとも1回は発表者）行っていること．
7. 病院等に勤務する薬剤師は緩和ケア領域薬剤管理指導の実績について本学会所定の様式に従い30症例以上提示できること．保険薬局に勤務する薬剤師は緩和ケア領域服薬指導等の実績について本学会所定の様式に従い15症例以上提示できること．

8. 所属長（病院長あるいは施設長等）または保険薬局においては開設者の推薦があること.

　緩和医療領域の専門薬剤師であることから地域で活躍する保険薬局で勤務する薬剤師が取得困難にならないように配慮がなされている. 薬剤師免許取得から最低でも5年以上の自己研鑽が必要であり, 2010年の認定開始から2018年4月現在の認定者数は658名である.

Case 4 経口抗がん剤
―病院から薬局へ―

Case 4

術後補助化学療法として経口抗がん剤を服用することになった患者A．院外処方箋を手にしたのは今回が初めての経験で，戸惑っている．たまたま目についた病院近くの保険薬局を訪れた．

患者A
(1) 64歳男性．心房細動にて，ワルファリン等を服用中である．健康食品の摂取に特記事項はない．家族は62歳の妻との2人暮らし．長男は独立している．
(2) 病名　胃がん（Stage Ⅱ）
(3) 嗜好
　1）喫煙歴なし
　2）アルコールは社会的飲酒のみ

現病歴
(1) 入院までの経緯
　健康診断にて胃内視鏡検査を行ったところ，Stage Ⅱの胃がんであると診断され定型手術とD2郭清が行われた．術後の補助化学療法として，手術からの回復を待ってテガフール・ギメラシル・オテラシルカリウム配合剤の投与が開始された．入院下で服用が開始され，副作用の発現がないことを確認してから退院となった．

(2) 退院後の経緯
　退院を契機に，患者Aは保険薬局で服薬を継続することになった．患者Aはこれまで病院内で薬を調剤してもらい，治療を受けていたことから，保険薬局へ院外処方箋を持って行くのは初めての経験であった．病院の方針とはいえ，なぜ病院ではなく，わざわざ離れた場所にある保険薬局に行かなければならないのか合点のいかない所もあった．医師からは，処方箋はどの保険薬局に持ち込んでもよいといわれたが，当てがあるわけでもない．とりあえず病院の近くにあった保険薬局を訪れることにした．

処方箋
（処方1）
ティーエスワン®配合カプセルT20　1回3カプセル（1日6カプセル）
1日2回朝夕食後　4週間投与後は2週間休薬
（ティーエスワン®配合カプセルT20：テガフール20 mg，ギメラシル5.8 mg，オテラシルカリウム19.6 mgをそれぞれ配合）

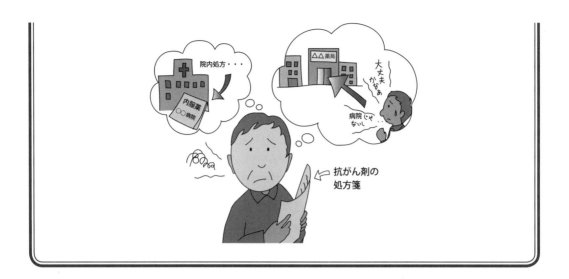

> **本章の目標**
> - 保険薬局と病院薬局との連携体制の重要性を理解する．
> - 地域包括ケアシステムにおける薬剤師の役割を理解する．
> - ファーマシューティカルケアを通じ，医薬分業のメリットを患者に説明できる．
> - 医薬分業の仕組みを診療報酬の側面から説明できる．

> **キーワード**
> 地域包括ケアシステム，ファーマシューティカルケア（pharmaceutical care），24時間対応，在宅対応，かかりつけ薬剤師，かかりつけ薬局，服薬情報の一元化

4-1 キーワードの解説

4-1-1 地域包括ケアシステム

　認知症高齢者の増加が見込まれる日本において，地域に生活する高齢者の住まい・医療・介護・予防・生活支援を一体的に提供するためのケアシステムを指す．厚生労働省が，団塊の世代が75歳以上となる2025年をめどに実現を目指している．重度の要介護状態となっても，住み慣れた地域で自分らしい生活を人生の最後まで継続できるよう，各市町村の地方行政単位で地域別に異なる高齢者のニーズと医療・介護の実情を正確に把握し，豊かな老後生活に向けて，住民や医療・介護施設などと連携・協議し，地域の多様な主体を活用して高齢者を支援する．

　地域包括ケアシステムの中で保険薬局（かかりつけ薬局）は，服薬など患者情報の一元化や在宅での服薬管理，指導などの機能を果たし，地域で暮らす患者本位の医薬分業を実現するための取り組みが求められる（図4-1）．

4　経口抗がん剤　73

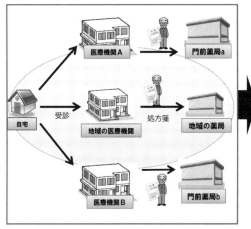
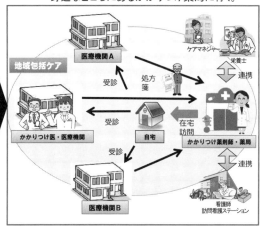

図 4-1　「かかりつけ薬局」の現状と今後
（厚生労働省保険局医療課，平成 30 年度診療報酬改定の概要　調剤）

4-1-2　ファーマシューティカルケア（pharmaceutical care）

　薬剤師業務を患者の視点から見直し，薬剤師の行動哲学として体系づけようとする考え方が，ファーマシューティカルケアである．WHO（世界保健機関）の定義によると薬剤師行動の中心に患者の利益を据える行動哲学であるとされている．ファーマシューティカルケアは患者の保健および QOL（生活の質）の向上のため，明確な治療効果を達成するという目標をもって，薬物療法を施す際の，薬剤師の姿勢・行動，関与，関心，倫理，機能，知識・責務ならびに技能に焦点を当てるものである．さらに，米国薬剤師会の定義では，患者の QOL を改善するという成果が目的であり，そのために責任をもって薬に関するケアを直接患者に提供することであるともされている．

　すなわち今後日本におけるファーマシューティカルケアとは，地域包括ケアシステムを通じ服薬など患者情報の一元化や在宅での服薬管理，指導などを行うことで，患者の QOL を向上させていく取り組みであると定義することもできる．

4-1-3　保険薬局と病院薬局との連携体制の重要性

　薬剤師に求められる基本的な資質（10 の資質）では，薬剤師が担うべき社会的役割が明示され，その具現化が教育現場に求められている．特に，患者・生活者本位の視点，コミュニケーション能力，チーム医療への参画，地域の保健・医療における実践的能力に関する資質の 4 項目は，実務実習期間中に臨床現場で現場薬剤師が主体となり学生に対して行うべき教育領域である．薬物治療に関しては，モデル・コアカリキュラムに，すべての実習生がどの実習施設でも標準的な疾患について広く学ぶことを目的として代表的な 8 つの疾患（がん，高血圧症，糖尿病，心疾患，脳血管障害，精神神経疾患，免疫・アレルギー疾患，感染症）が提示されている．モデ

ル・コアカリキュラムの趣旨を踏まえ，実習施設と大学は，臨床準備教育の内容や実習生の情報等を共有し，大学，保険薬局，病院薬局それぞれの特性に応じた学習内容を組み立て相互に連携をとる必要がある．保険薬局においては，原則として地域住民の薬物治療，在宅医療，セルフメディケーションの実践を学ぶ．一方，病院薬局においては，原則として患者の薬物治療を経時的にモニタリングしながら学ぶことになる．

　以上述べてきたように，薬学教育モデル・コアカリキュラム下での実務実習ガイドラインでは，薬局薬剤師と病院薬剤師とが連携し，継続した実務実習を行える環境を構築することが求められている．しかもこの連携とは，代表的な8つの疾患について大学で学んだ基本的知識を元に，入院から外来あるいは外来から入院という薬物治療の流れに合わせ，同一患者について処方解析を行うことが理想的である．そこで本章では，薬局薬剤師と病院薬剤師との連携を前提とし，それぞれの薬局において薬剤師が果たすべき役割について解説する．

4-1-4　「地域包括ケアシステム」における保険薬局の役割

(1) 今後求められる保険薬局のあり方とは

　日本経済再生本部より平成25年6月に公表された日本再興戦略の中で，疾病予防・健康管理の推進に関する新たな仕組みづくりとして，今後求められる保険薬局のあり方が述べられている．同戦略中には，国民の健康寿命延伸のために保険薬局を地域に密着した健康情報の拠点とし，一般用医薬品等の適正な使用に関する助言や健康に関する相談，情報提供を行うなど，セルフメディケーションの推進のために保険薬局・薬剤師の活用を促進するよう求めている．同戦略の背景には，先進諸国では類をみない急速な少子高齢化の進行，それに伴う医療費の増大と財政圧迫への危機感があるものと推測される．そこで厚生労働省は，高齢者の多くが地域の身近な医療機関を受診したり，在宅医療・介護を受けたりできる社会である「地域包括ケアシステム」の構築を掲げ，重度の要介護状態となっても住み慣れた地域で自分らしい暮らしを人生の最後まで続けることができるための，住まい・医療・介護・予防・生活支援の一体的な提供体制を目指している．

　かねてより薬剤師には，調剤や医薬品供給等を通じて，公衆衛生の向上・増進に寄与し，国民の健康な生活を確保する役割が求められてきた．したがって「地域包括ケアシステム」においては，現行の医薬分業制度の中で患者を中心に据え，医療機関との連携を今以上に強化することで患者情報を共有し効率的に活用していくことが求められる．そこで厚生労働省は「患者のための薬局ビジョン」として，かかりつけ薬剤師・かかりつけ薬局の機能や役割の中でも特に，①服薬情報の一元的な把握とそれに基づく薬学的管理・指導，②24時間対応，在宅対応，③かかりつけ医をはじめとした医療機関等との連携強化の3点についてさらなる強化策を求めている．かかりつけ薬剤師・かかりつけ薬局の重要性は，以前から認識されていたが，最近特に医療費を節約するという観点からその役割が改めて見直されている．平成28年度の診療報酬改定にも，患者にとって安心安全で納得ができる質の高い医療を実現する視点から，かかりつけ薬剤師・かかりつけ薬局の役割が評価されている．その中でも特に期待されているのが，薬剤師が専門性を発揮して患者の服用薬について一元的な薬学的管理を実施することで多剤，重複投薬等の防止や残薬解消などを実現し，患者薬物療法の安全性と有効性を向上させ医療費を適正化させることである．

新聞やテレビなどを通じて，すでに多くの国民がかかりつけ薬剤師・かかりつけ薬局の重要性を認識しているものと推測される．しかし，患者がかかりつけ薬剤師・かかりつけ薬局を持つことの重要性を認識するためには，薬剤師が調剤や医薬品供給等を行う際の基本的な役割（薬歴管理，疑義照会，服薬指導，残薬管理等）に加え，少なくとも初回来局時に，かかりつけ薬剤師・かかりつけ薬局を持つことのメリットを伝えることが大変重要であると考えられる．同時に，患者がかかりつけ薬局として選択した保険薬局では，次回も処方箋を受けた際には当該保険薬局を利用するように伝えることが必要である．中には今でも，保険薬局では受け取った処方箋を速く正確に調剤してくれればそれだけで十分で，それ以上のことは特に望んでいない患者も存在している．したがって薬剤師自身が自分たちの言葉で，なぜかかりつけ薬剤師・かかりつけ薬局が安心安全な薬物治療を受けるうえで必要なのか，患者に対して明確に説明しなければならない．

(2) 患者に伝えるべきかかりつけ薬剤師・かかりつけ薬局（保険薬局）のメリットとは

すでに述べたかかりつけ薬剤師・かかりつけ薬局のメリットを図 4-2 に示した，以下にその内容を詳述する．

○ 地域包括ケアシステムの一翼を担い、薬に関して、いつでも気軽に相談できる かかりつけ薬剤師がいることが重要。
○ かかりつけ薬剤師が役割を発揮するかかりつけ薬局が、組織体として、業務管理（勤務体制、薬剤師の育成、関係機関との連携体制）、構造設備等（相談スペースの確保等）を確保。

1．服薬情報の一元的・継続的把握とそれに基づく薬学的管理・指導
- 主治医との連携、患者からのインタビューやお薬手帳の内容の把握等を通じて、患者がかかっている全ての医療機関や服用薬を一元的・継続的に把握し、薬学的管理・指導を実施。
- 患者に複数のお薬手帳が発行されている場合は、お薬手帳の一冊化・集約化を実施。

2．24時間対応・在宅対応
- 開局時間外でも、薬の副作用や飲み間違い、服用のタイミング等に関し随時電話相談を実施。
- 夜間・休日も、在宅患者の症状悪化時などの場合には、調剤を実施。
- 地域包括ケアの一環として、残薬管理等のため、在宅対応にも積極的に関与。

(参考)・現状でも半分以上の薬局で24時間対応が可能。（5.7万のうち約3万の薬局で基準調剤加算を取得）
・薬局単独での実施が困難な場合には、調剤体制について近隣の薬局や地区薬剤師会等と連携。
・へき地等では、患者の状況確認や相談受付で、薬局以外の地域包括支援センター等との連携も模索。

3．医療機関等との連携
- 医師の処方内容をチェックし、必要に応じ処方医に対して疑義照会や処方提案を実施。
- 調剤後も患者の状態を把握し、処方医へのフィードバックや残薬管理・服薬指導を行う。
- 医薬品等の相談や健康相談に対応し、医療機関に受診勧奨する他、地域の関係機関と連携。

図 4-2 かかりつけ薬剤師・かかりつけ薬局が持つべき 3 つの機能
（厚生労働省保険局医療課，平成 30 年度診療報酬改定の概要 調剤）

1) 服薬情報の一元的な把握とそれに基づく薬学的管理・指導

患者がかかりつけ薬剤師やかかりつけ薬局を介して服薬状況の一元管理を受けることで，①から⑦に示すメリットが生じる．

① 患者の服用歴や現在服用中のすべての薬剤に関する情報等を一元的・継続的に把握し，処方内容のチェックを受けられる．

② 複数診療科を受診した場合でも，多剤・重複投薬等や相互作用が防止される．

③ 薬の副作用や，期待される効果について継続的な確認を受けられる．
④ 在宅で療養する場合も，行き届いた薬学的管理および指導が受けられる．
⑤ 過去の服薬情報等がわかる薬剤師が相談に乗ってくれる．
⑥ 薬について不安なことが出てきた場合は，いつでも電話等で相談できる．
⑦ 丁寧な説明により，薬への理解が深まり，飲み忘れ，飲み残しが防止され，残薬が解消される．

　服薬情報の正確な把握に基づき，薬学的管理や指導が行われるためには，様々な医療情報をどのように収集して管理していくのかが重要となる．従来型のお薬手帳は，低コストで患者の服薬情報を一元化し把握できる大変有用な媒体である．しかし低コストがデメリットとなり，安易に複数のお薬手帳を所有する患者や，お薬手帳を紛失してしまう患者が数多く存在していることも問題である．しかし一方では，紙媒体の特性を生かし患者自らが直筆で服用後の状態などの情報を追加記入することで，コミュニケーションのツールとして副作用等の把握などに活用できる，また他の医療機関等が服用中の医薬品を把握できる，といったメリットがあることも見逃すことはできない．さらに最近では，スマートフォンの普及によりそれを利用した電子版お薬手帳の利用も開始され，患者の属性や希望に応じ，紙と同様にその活用を促すことも可能となった．すでに厚生労働省委託事業において検討されているように，その普及にあたり，1つのお薬手帳で過去の服用歴を一覧できること，個人情報の保護に十分留意すること，異なるシステム下でも医薬関係者で情報が共有化できること，医療情報ネットワークの普及を見据えてフォーマットを統一することなどが必要であると指摘されている．

　様々な情報が行き交う現代社会において，かねてからその情報を一元化し継続的に管理していくことの重要性が強調されてきた．しかしながら，頻発する大規模災害を例にとってみても，東日本大震災以降の経験が，情報の一元化や継続的管理に生かされているとはいい難い．どこまでの情報を従来型の媒体で記録し，どこからの情報を新世代の媒体で記録していくのか，紙媒体のお薬手帳から電子媒体のお薬手帳への移行は，それを見極める重要な試金石となりうる．

2) 24時間対応・在宅対応

　24時間営業のコンビニエンスストアや，ファミリーレストランが当たり前のように営業している現在の社会において，医療機関における患者対応の24時間化も，すでに避けては通れない課題となっている．医療機関の24時間対応への要望は今後高まる一方と思われるが，経済性やマンパワーを度外視した対応をとると，結果的には医療水準や安全性の低下につながり，大きな社会問題に発展する可能性を秘めている．したがって，増大の一途をたどる医療費において，さらなる人件費の捻出が可能であるのかどうか，社会的議論を行う必要性がある．

　また，高齢者や独居世帯が増える社会構造の中で，保険薬局やドラッグストアの24時間対応は，本来の役割を離れ，その存在が孤独感を満たすためのサロンとなる可能性も考えられる．24時間の薬剤師による対面での患者対応は難しいと考えられるが，携帯電話やインターネットを介したコミュニケーションツールを利用することでその対応が実現する可能性もある．しかし逆に，お互い相手がみえない環境の中では安易に薬剤師に対してアクセスを求めてくる患者が出現する可能性もあり，その対応策はさらに混迷を極めるものと思われる．薬剤師という貴重な医療資源を，真に24時間対応が必要な患者にどのように振り分けていくべきなのか，そのトリアージ方法が課題となる．

3) かかりつけ医をはじめとした医療機関等との連携強化

保険薬局と医療機関等との連携に関しては，以下の点が求められている．

1. 患者の状態を継続的に把握し，患者から聞き取った情報等に基づいて，処方箋に疑義がある場合は，処方医に対して疑義照会を行い，必要に応じて副作用・服薬情報のフィードバック，それに基づく処方提案に適切に取り組むこと．
2. 把握した服薬情報等について，患者のお薬手帳に記載すること等を通じて，かかりつけ医をはじめとした医療関係者と共有するよう取り組むこと．
3. かかりつけ薬剤師・かかりつけ薬局として，一般用医薬品等の使用に関する相談や地域住民からの相談に適切に対応し，そのやりとりを通じて，必要に応じ医療機関への受診勧奨を行うこと．
4. 高齢者や難病患者，重症心身障害児など地域の患者を適切に支援できるよう，地域ケア会議への積極的な参加などを通じ，地域包括支援センターや居宅介護支援事業所の介護支援専門員や訪問看護ステーションの看護師等と顔のみえる関係を築き，医療・介護情報等を共有し，それらの機関と連携体制を構築していること．

地域包括ケアシステムの中で，医療機関や介護施設あるいはそれを取り巻く周辺施設との間でネットワークを構築していることの重要性は十分に理解できる．また，そのネットワークをより強力に結びつけていくためには患者を取り巻く様々な情報を各施設が共有化し，必要に応じて新たに発信していくことが不可欠である．しかし現在，最も多くの医療情報を抱えている診療所や病院が，その周辺施設に対してネットワークを構築するための十分な情報を提供していないことは大きな問題である．個人情報の中でも最も秘匿性が高い診療情報とはいえ，この情報が関係各機関で平等に共有されない限り，地域包括ケアシステムのネットワークが十分に機能するとは考えにくい．

現行の医薬分業においても，患者の服薬情報の一元的把握とそれに基づく薬学的管理・指導などの機能が必ずしも発揮できていない，患者本位の医薬分業になっていない，医薬分業に伴う負担に見合うサービスの向上や分業の効果などを実感できていない等の問題点が指摘されている．これらの指摘は，医薬分業に従事する薬剤師側の知識不足や技術力不足にも原因がある．しかし，理想的な医薬分業体制が構築できない原因の多くは，保険薬局に対して患者の医療情報が処方箋以外には届いていないことによるものである．その一方で，院外処方箋を発行する側の病院薬局においては，オーダリングシステムの普及により膨大な医療情報が瞬時にして情報端末で展開できる時代を迎えている．保険薬局と病院薬局との情報量格差は歴然としており，この格差を埋めない限り良質な医薬分業を行うことは構造的に不可能であると考えられる．

4-1-5 保険薬局，病院，大学間に求められる新たな連携体制

新モデル・コアカリキュラムでは，従来の病院，保険薬局，大学間での関係が以下に示すように大きく変化している．

1. 病院，保険薬局は，実習施設間で実習生の実習した内容やその評価等を共有することで，重複する目標の指導を分担し，「代表的な疾患」の体験等を連携して実施し，実習生に効果

的で効率的な実習を行う．
2. 病院においては，原則として患者の薬物治療を経時的にモニタリングしながら学び，保険薬局においては，原則として地域住民の薬物治療，在宅医療，セルフメディケーションの実践を学ぶ．
3. 病院，保険薬局が連携した地域保健活動についても参加・体験する．
4. 責任薬剤師および認定指導薬剤師は，施設で実習指導に携わる薬剤師はもとより，施設に勤務するスタッフ全員が連携し，円滑かつ充実した学習が実施できるよう環境整備を行う．
5. 実習施設となる病院および保険薬局の責任薬剤師と実習生担当教員とが協議し，実習の実施計画書を作成する．

病院ではチーム医療で薬剤師が主体的に薬物治療に参加し医療安全を確保することが求められ，保険薬局では服用中の薬剤情報を一元管理しセルフメディケーションから在宅医療までを網羅する「健康づくり支援薬局」の構想が進行中である．新カリキュラム下での実務実習ガイドラインでは，病院薬剤師と保険薬局薬剤師が連携し，継続した実務実習を行える環境を構築することが求められている．

薬学部における6年間の教育を「薬剤師の木」に例えるならば，教育の成果である「果実」を臨床現場に届けるためには，大学において薬学の独自性をチーム医療で担保するための基礎薬学が以前に増して重要となっている．チームリーダーである臨床医（主治医）に対して，科学的根拠に基づく薬学的助言ができる薬剤師として活躍するためには，基礎薬学と臨床薬学とのバランス感が求められている（図4-3）．

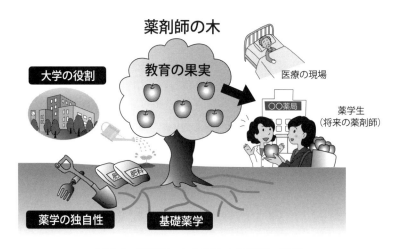

図4-3　薬剤師の木を巡る大学教育の役割

4-1-6 診療報酬の改定からみた保険薬局への新たな期待

これまでの取り組みを通じ，かかりつけ薬剤師・かかりつけ薬局の重要性が再評価されたことが平成28年度の診療報酬改定に結びついたことは，大変大きな意義があると考えられる．一連

の調剤報酬改定の中で最も注目すべき点は，かかりつけ薬剤師指導料が新設されたことであろう．この制度は患者が選択した「かかりつけ薬剤師」が，処方医と連携して患者の服薬状況を一元的，継続的に把握したうえで患者に対して服薬指導業務を行った際に算定することができるため，いわば診療報酬上「主治薬」の制度が認められたことにもなる．しかし，かかりつけ薬剤師であるためには原則として，

① 開局時間外であっても24時間，患者からの相談等に対応すること
② かかりつけ薬剤師が対応できない時間帯がある場合には，かかりつけ薬剤師と適切に情報共有している薬剤師が対応すること
③ 在宅での療養が必要になった患者への適切な薬物療法の提供に貢献するため，実際に患家に行き，薬歴管理，服薬指導，服薬支援，薬剤服用や薬剤保管の状況および残薬の有無の確認等の薬学的管理および指導に取り組むこと

などが求められ，実際にかかりつけ薬剤師指導料を算定するためのハードルは高いとされている．

以上述べてきたように，平成25年度の日本再興戦略に端を発し，「地域包括ケア」構想を経て平成28年度の診療報酬改定が行われたことで，入院から外来，在宅へと移行する患者に対する薬剤師の関わり方は新たな局面に入ったといえよう．

4-2 クリニカル クエスチョン

問1　Case 4の「病院の方針とはいえ，なぜ病院ではなく，わざわざ離れた場所にある保険薬局に行かなければならないのか合点のいかない」患者Aに対し院外処方箋のメリットをどのように伝えるべきか述べなさい．

問2　患者Aがはじめて上記処方箋を持参して保険薬局を訪れた際に，薬剤交付までの一連の流れの中で，保険薬局薬剤師が行うべきことは何か述べなさい．

問3　問2に関連し，Case 4では薬歴と処方箋を照合した際，どのような問題点を指摘し，処方医に疑義照会すべきか述べなさい．

問4　問3に関連し，Case 4では具体的にどのような内容を処方医に提案すべきか．その内容（プラン）について述べなさい．

4-3 演習問題

問1　患者Aのかかりつけ薬局へ医師Bから「患者Aが他の医療機関から処方され，現在服用中の医薬品について教えてほしい」との問い合わせがあった．かかりつけ薬局の薬剤師の対応として，適切なのはどれか．2つ選べ．
  1. 現在，服用中の医薬品に関する情報を伝えるとともに，医師Bが処方する予定の医薬品の情報を聞き取り，これらの相互作用の有無などを伝えた．
  2. 他の医療機関で処方された医薬品に関する情報を提供することはできないため，医師Bが処方する予定の医薬品の情報を聞き取り，処方予定の医薬品が交付できるかどうかだ

けを伝えた．
3. 服用中の医薬品に関する情報のほか，患者のアレルギー歴や副作用歴などの情報も伝えた．
4. 服用中の医薬品に関する情報は提供したが，患者のアレルギー歴などの情報を提供することは，個人情報の漏えいになるため，これらの情報については伝えなかった．
5. 薬局で所有する患者の個人データを第三者である医師に提供することはできないため，情報の提供を拒否した．

問2　かかりつけ薬剤師・かかりつけ薬局が持つべき3つの機能に含まれないのはどれか．2つ選べ．
1. 服薬状況の一元的・継続的把握
2. 24時間対応・在宅対応
3. 実務実習生の受け入れ
4. 行政との連携
5. 医療機関との連携

問3　健康サポート薬局に求められる健康サポート機能に該当しないのはどれか．1つ選べ．
1. 医療機関や地域包括支援センターとの連携体制
2. 研修を終了した薬剤師の常駐
3. 土日にも一定時間は開局すること
4. プライバシーに配慮した相談窓口の設置
5. 保健機能食品の販売

Column 薬局薬剤師にも開かれた認定薬剤師制度 —外来がん治療認定薬剤師とは—

　近年，がん治療は入院から外来化学療法にシフトしてきており，さらに分子標的薬を含む経口抗がん剤の増加に伴い，院外処方箋の応需により保険薬局ががん治療に携わる機会が増えてきている．そのような状況の中，2014 年に日本臨床腫瘍薬学会は「外来がん治療認定薬剤師」制度を開始した．本認定制度は，薬剤師の専門性を生かして，外来で抗がん剤治療を受ける患者とその家族をトータルにサポートする目的から，がん領域では唯一薬局薬剤師にも認定取得の門戸が開かれた資格である．2018 年 5 月現在，認定薬剤師は 639 名，うち保険薬局に勤務する薬剤師は 39 名となっている．

　また，2015 年 10 月に「患者のための薬局ビジョン」が厚生労働省から公表され，薬局薬剤師は「かかりつけ機能」とともに，専門的な薬物療法を必要とするがん治療などにおいては「高度薬学管理機能」が求められている．

　病院内のチーム医療だけでなく，地域において薬局を含めたチーム医療を実践し，よりよい外来がん治療を行っていくために，外来がん治療の処方を多く応需する薬局の薬剤師が本認定制度を取得し，地域の薬剤師のレベルアップをはかり，薬薬連携や地域のがん治療のリーダーシップを担っていくことが必要とされている．

Case 5 在宅医療

Case 5

患者

85歳男性，長女（63歳）と2人暮らし，要介護度4．

患者背景

家電販売店に長年勤務．結婚後長男，長女をもうけるが，15年前妻と死別（大腸がん），以後長女と2人暮らし．現在長女の介護を受けて生活しているが，長女は身体があまり丈夫ではなく，混乱をきたしやすいため，精神面のフォローが必要である．また社会に出て働いたことがなく，整理整頓も苦手である．長男とはほとんど疎遠になっており，援助は受けられない．担当の介護支援専門員（ケアマネージャー）より，自宅に残薬が大量にあり，服薬管理が困難なため居宅療養管理指導の依頼を受ける．

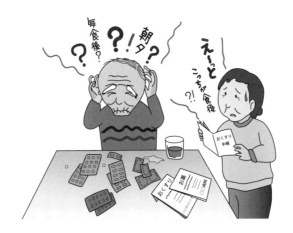

既往歴

変形性腰痛症，前立腺がん，狭心症，冠動脈バイパス術（78歳）

現病歴

- 前立腺がんは肺に転移があるものの，症状は落ち着いており，T大学病院泌尿器科にてホルモン療法を継続中．
- 78歳で狭心症を発症．T大学病院心臓血管外科にて冠動脈バイパス術を受け，その後心臓の機能は安定しているが，抗血小板薬を服用中で，加齢，腰痛により歩行が不安定になっているため，転倒による外傷，出血に注意が必要．

・1 年前 T 大学病院神経内科にてレビー小体型認知症の診断により治療を開始．夜間夢で起きてしまい，昼間寝ていることが多くなった．

（居宅療養管理指導開始時の処方内容）
T 大学病院・心臓血管外科
  1. アムロジピン OD 錠 2.5 mg   1 回 1 錠（1 日 1 錠）   1×朝食後
  2. アスピリン腸溶錠 100 mg   1 回 1 錠（1 日 1 錠）   1×朝食後
T 大学病院・泌尿器科
  1. ナフトピジル口腔内崩壊錠 25 mg   1 回 1 錠（1 日 1 錠）   1×朝食後
  2. ビカルタミド錠 80 mg   1 回 1 錠（1 日 1 錠）   1×朝食後
  3. 酸化マグネシウム錠 330 mg   1 回 1 錠（1 日 3 錠）   3×朝昼夕食後
  4. オキシコドン塩酸塩水和物徐放錠 5 mg   1 回 1 錠（1 日 2 錠） 2×12 時間ごと
  5. オキシコドン塩酸塩水和物散 2.5 mg   1 回 1 包   痛い時
T 大学病院・神経内科
  1. メマンチン塩酸塩製剤口腔内崩壊錠 5 mg
                                          1 回 2 錠（1 日 2 錠）   1×夕食後
  2. ガランタミン臭化水素酸塩口腔内崩壊錠 4 mg
                                          1 回 1 錠（1 日 2 錠）   2×朝食後・寝る前
  3. 抑肝散   1 回 2.5 g（1 日 7.5 g） 3×食前 30 分

本章の目標
- 地域の保健，医療，福祉に関わる職種とその連携体制（地域包括ケアシステム）およびその意義について説明できる．
- 地域における医療機関と保険薬局薬剤師の連携の重要性を説明できる．
- 在宅医療・介護の目的，仕組み，支援の内容を具体的に説明できる．
- 在宅医療を受ける患者の特色と背景を説明できる．
- 在宅医療・介護に関わる薬剤師の役割とその重要性について説明できる．

キーワード
介護保険制度，地域包括ケアシステム，多職種連携，訪問薬剤管理指導・居宅療養管理指導，患者のための薬局ビジョン，かかりつけ薬局・かかりつけ薬剤師

5-1 キーワードの解説

5-1-1 介護保険制度

　急速な高齢化に伴い介護の需要は年々増加しているが，少子化・核家族化などにより，家族だけで介護を支えることは困難な状況にある．「介護保険制度」は，こうした状況を背景に，介護を必要とする状態になっても安心して生活が送れるよう，介護を社会全体で支えることを目的として2000年4月からスタートした制度である．

(1) 介護保険の仕組み

　介護保険制度は，加入者が保険料を出し合い，介護が必要な時に認定を受けて，必要な介護サービスを利用する制度である．

　介護保険の実施主体は市町村であり，市町村が保険者として保険料と公費を財源とし，介護保険事業を運営している．介護保険の加入者（被保険者）は，年齢により第1号被保険者（65歳以上）と第2号被保険者（40～64歳で医療保険に加入している者）に区分される．第1号被保険者は原因を問わず，第2号被保険者は，加齢による病気（特定疾病）が原因で介護や支援が必要になった場合に要介護認定を受けて，それぞれの要介護状態に応じたサービスを利用することができる．

　保険料の徴収について，第1号被保険者は年金からの天引きや直接保険者に納付する方法で定額の保険料を納付する．第2号被保険者は国民健康保険料や職場の健康保険料などと一緒に納付する．第1号被保険者も第2号被保険者も保険料は所得に応じて決まる．

(2) 介護保険で受けられるサービス

　介護保険で受けられるサービスは，大きく分けて施設サービスと居宅サービスに分かれる．2006年4月からは，介護予防サービスなどが新たに加わった．

1) 主な施設サービス

・介護老人福祉施設（特別養護老人ホーム）

　　常に介護が必要で自宅での介護が困難な場合の施設．食事，入浴，排泄などの日常生活の介護が中心の施設．

・介護老人保健施設

　　病状が安定しており，リハビリテーションに重点をおいた介護を受けながら，家庭への復帰を目指すための施設．

・介護療養型医療施設

　　急性期の治療後に，長期療養が必要な場合の施設．医学的管理のもとで，介護，看護，リハビリテーションなどが受けられる医療中心の施設．

2) 自宅を訪問してもらって受けるサービス

・訪問介護（ホームヘルプサービス）

　　ホームヘルパーが自宅を訪問し，食事，入浴，排泄などの「身体介護」や調理，掃除などの

「生活援助」を行う．
・訪問看護
　　訪問看護ステーションや医療機関の看護師などが自宅を訪問し，主治医の指示書に基づき療養上の世話をする．
・訪問入浴介護
　　自宅に浴槽がない場合や，身体状況などにより自宅の浴槽での入浴が困難な場合などに，看護師，介護職員が訪問し，入浴設備や簡易浴槽を備えた移動入浴車による入浴の介助を行う．
・訪問リハビリテーション
　　通所が困難な利用者に対し，理学療法士や作業療法士，言語聴覚士などが自宅を訪問し，日常生活の自立を助けるためのリハビリテーションを行う．
・居宅療養管理指導
　　医師，歯科医師，薬剤師，看護職員，管理栄養士などが自宅を訪問し，療養上の管理や指導，助言を行う．

3）日帰りで施設・事業所に通って受けるサービス
・通所介護（デイサービス）
　　日帰りで通所介護施設に通い，他の利用者と一緒に食事，入浴などの介護やレクリエーション，機能訓練が受けられる．
・通所リハビリテーション（デイケア）
　　日帰りで老人保健施設や医療機関に通い，食事，入浴などの日常生活上の支援や理学療法士や作業療法士によるリハビリテーションが受けられる．

4）家庭で介護が一時的に困難になった時に施設で受けるサービス
・短期入所生活介護（ショートステイ）
　　介護老人福祉施設などに短期間入所し，食事，入浴などの介護や機能訓練が受けられる．
・短期入所療養介護（医療型ショートステイ）
　　介護老人保健施設などに短期間入所して，医療や介護，機能訓練が受けられる．

5）福祉用具等のサービス
・福祉用具の貸与（レンタル）
　　福祉用具専門相談員の助言を受けながら，日常生活の自立を助けるための福祉用具を借りることができる．
・福祉用具の購入
　　入浴や排泄などに使用する貸与になじまない福祉用具を購入することができる．
・住宅の改修
　　自分にあった生活環境を整えるための小規模な住宅改修をすることができる．

(3) サービスを受ける時の負担
　介護保険のサービスには，サービスごとに利用料金が決められている．サービスを利用した時の負担は，原則介護サービス費用の1割（一定以上所得者は2割）である．その他，次の費用が自己負担となる．
・施設サービスを利用した場合は食費と居住費

・短期入所サービスを利用した時は食費と居住費
・通所サービスを利用した時は食費

　また，要介護度ごとに定められている1か月に利用できるサービスの上限額（支給限度額）を超えた部分の利用料は全額自己負担になる．

(4) 介護サービスを利用するには

　介護が必要となり，介護サービスを利用しようとする場合には，所定の手続きが必要となる．サービスを利用するまでの流れは次のとおりである．

1) 申請

　介護が必要と感じたら，保険者（市町村）の窓口に要介護認定の申請手続きを行う．認定の申請は，居宅介護支援事業所や介護保険施設などに代行してもらうこともできる．

2) 要介護認定

① 認定調査

　申請が受け付けられると，調査員が自宅等を訪問して，本人の心身の状況や日常の生活状況等の項目について聞き取り調査を行い「認定調査票」を作成する．あわせて主治医（かかりつけ医）に「主治医の意見書」の作成を依頼する．

② 認定審査

　作成された「認定調査票」をもとにコンピュータで一次判定が行われる．この一次判定結果と「認定調査票中の特記事項」「主治医の意見書」を参考に，介護・医療・保健分野の専門家で構成される「介護認定審査会」で二次判定を行い，要介護度が決まる．

　要介護度は表5-1のように区分されており，介護の必要な程度によって要介護度が決定され，この要介護度に応じて，利用できる介護サービスの上限額（支給限度額）が決まる．また要支援の場合と要介護の場合で利用できるサービスが一部異なる．

　なお，要介護認定の結果に不満がある時は，都道府県に設置されている「介護保険審査会」に申し出て裁決を受けることができる．

3) 介護サービス計画の作成

　要介護度が決定すると，本人や家族の要望，生活の状況，利用できるサービスの上限額などを勘案して，「何を」目的として「どのサービス」を「どれくらい」使うか，「いつ」使うか，「どこのサービス」を使うかについて「介護サービス計画」を作成する．

　「介護サービス計画」は自分で作成することも可能だが，介護サービスについて広い知識を持った居宅介護支援事業所の「介護支援専門員（ケアマネージャー）」に依頼して作成してもらうのが一般的である．

　なお，施設への入所を希望する場合は，直接施設に申し込むか，すでに居宅サービスを利用している場合は，ケアマネージャーに相談することができる．

4) サービスの利用

　作成された介護サービス計画に沿って，介護サービス事業者から介護サービスの提供を受ける．各サービス事業所においても，「介護サービス計画」の目的に従い，より詳細な「個別援助計画」が作成され，サービスを利用する1人ひとりに沿ったサービスが提供される．

表 5-1 要介護度別の状態区分

要介護度	平均的な状態	備考
要支援 1	歩行や起き上がりなどの日常生活上の基本動作はほぼ自立しているが，要介護状態の予防のため手段的日常生活動作について何らかの支援を要する状態	居宅サービスの利用可
要支援 2	要支援 1 に比べて，手段的日常生活動作を行う能力がわずかに低下し，機能の維持や改善のために何らかの支援を要する状態	
要介護 1	要支援状態から，手段的日常生活動作を行う能力がさらに低下し，部分的な介護が必要となる状態	居宅サービス・施設サービスの利用可
要介護 2	要介護 1 の状態に加え，日常生活動作についても部分的な介護が必要となる状態	
要介護 3	要介護 2 の状態と比較して，日常生活動作および手段的日常生活動作の両方の観点からも著しく低下し，ほぼ全面的な介護が必要となる状態	
要介護 4	要介護 3 の状態に加え，さらに動作能力が低下し，介護なしには日常生活を営むことが困難となる状態	
要介護 5	要介護 4 の状態よりさらに動作能力が低下しており，介護なしには日常生活を営むことがほぼ不可能な状態	

※日常生活動作（activities of daily living：ADL）は食事，排泄，更衣，整容，入浴，起居移動などの基本動作のこと
※手段的日常生活動作（instrumental activities of daily living：IADL）は家事（炊事・洗濯・掃除），買物，金銭管理，趣味活動，公共交通機関の利用，車の運転など

5-1-2 地域包括ケアシステム

2000 年 4 月介護保険制度がスタートしたが，今後さらに高齢化が進むことを踏まえて厚生労働省は，団塊の世代が 75 歳以上となる 2025 年を目途に，重度な要介護状態となっても住み慣れた地域で自分らしい暮らしを人生の最後まで続けることができるよう，住まい・医療・介護・予防・生活支援が一体的に提供される地域包括ケアシステムの構築を目指している．

図 5-1 の植木鉢図は，地域包括ケアシステムの 5 つの構成要素（住まい・医療・介護・予防・生活支援）が相互に関係しながら，一体的に提供される姿として図示したものである．本人の選択が最も重視されるべきであり，本人・家族がどのように心構えを持つかという地域生活を継続する基礎を皿と捉え，生活の基盤となる「住まい」を植木鉢，その中に満たされた土を「介護予防・生活支援」，専門的なサービスである「医療・看護」「介護・リハビリテーション」「保健・福祉」を葉として描いている．介護予防と生活支援は，地域の多様な主体によって支援され，養分をたっぷりと蓄えた土となり，葉として描かれた専門職が効果的に関わり，尊厳ある自分らしい暮らしの実現を支援している．

保険薬局薬剤師は地域の医療・介護・福祉を担う職種と連携し，特に「医療」「保健」において，その役割を果たすことが求められている．

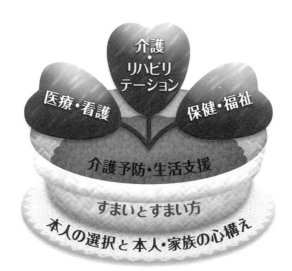

図 5-1　地域包括ケアシステムにおける「5つの構成要素」
(三菱 UFJ リサーチ＆コンサルティング（2016）地域包括ケアシステムと地域マネジメント)

5-1-3　在宅患者訪問薬剤管理指導・居宅療養管理指導の実際

(1) 高齢者薬物療法の特性と問題点

　高齢者は複数の疾患を合併し，その結果多剤併用となり，重複投薬・薬物間相互作用のリスクが問題となる．また視覚，聴覚の低下，嚥下障害などにより，服薬の自己管理や服薬自体に支援が必要となる．さらに加齢による腎機能・肝機能の低下や，体成分組成（筋肉量減少・体脂肪比率増加等）の変化により，体内薬物動態に変動がある．しかし，高齢者の身体機能や生理機能には個人差があり，これに対応した処方，調剤，服薬の管理が必要である．

(2) 高齢者医療の課題

　高齢者の多くは慢性的な疾患を抱えており，長期にわたる治療はその人の生活に十分配慮したものである必要がある．またその際，心のケアも合わせて行う必要がある．また，介護力の弱体化も問題であり，地域で療養できるよう，家族および地域の介護力をサポートしていく必要がある．

　さらに，高齢者は複数医療機関を頻回受診する傾向があり，検査や投薬が多数・重複となる傾向がある．複数の医療機関を受診することは，検査や投薬の重複が起きやすくなる結果，提供される医療が不適切なものとなるなど，患者にとっても社会的にみても好ましくない場合がある．このため高齢者による，過剰・頻回受診を是正する必要がある．

(3) 在宅医療への薬剤師の関与とその意義

　高齢者の薬物治療においては，その身体機能，生活状況等から，成人と異なる様々な問題点や課題が考えられるが，患者本人が直接来局できない場合，問題が顕在化しないことが多い．図5-2のグラフのように，在宅開始時に多くの問題が薬剤師により発見されている．薬剤師が直接

患者の自宅に赴き，図5-3のような様々な取り組みを行い，その結果，介入時発見された多くの問題点が訪問指導を継続することで解消し，高齢者の薬物治療の安全性が確保されることとなる．

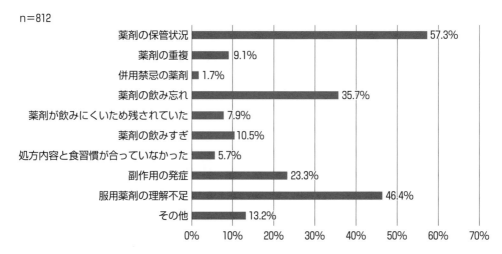

図5-2 訪問指導開始時発見された問題点
(平成19年老人保健事業推進費等補助金「後期高齢者の服薬における問題と薬剤師の在宅患者訪問薬剤管理指導ならびに居宅療養管理指導の効果に関する調査研究」)

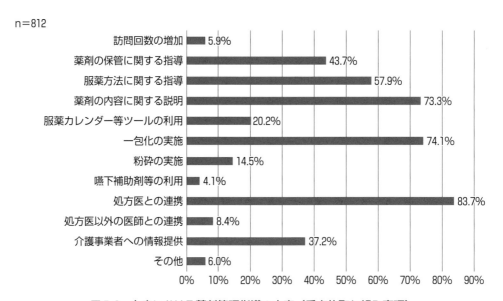

図5-3 在宅における薬剤管理指導の内容（重点的取り組み事項）
(平成19年老人保健事業推進費等補助金「後期高齢者の服薬における問題と薬剤師の在宅患者訪問薬剤管理指導ならびに居宅療養管理指導の効果に関する調査研究」)

(4) 在宅患者訪問薬剤管理指導・居宅療養管理指導の流れ・手順

薬局薬剤師が在宅医療に介入する流れとして，図5-4のように①医師から直接訪問の指示が出る場合（医師の指示型），②保険薬局の窓口で薬剤師が服用状況に疑問を感じ医師に訪問の指示

を出してもらう場合（薬局提案型），③介護支援専門員から依頼が来る場合（介護支援専門員提案型），④訪問看護師，ヘルパー等多職種から依頼が来る場合（多職種提案型），の大きく4つのパターンがある．

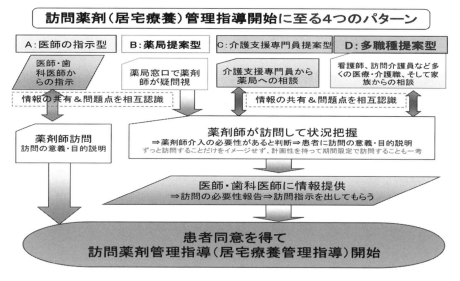

図5-4　訪問薬剤（居宅療養）管理指導開始に至る4つのパターン
（日本薬剤師会，在宅服薬支援マニュアル）

1）訪問依頼から算定まで
① 処方箋受付・訪問依頼
　・訪問依頼の処方箋を受け付けた場合，介護保険証の提示を依頼するなどし，居宅療養管理指導（介護），在宅患者訪問薬剤管理指導（医療），のいずれに該当するか確認する．
　・事前に処方医より訪問の依頼とともに，診療状況を示す文書等が提供されることもある．また処方箋の処方欄または備考欄に訪問依頼の指示があることもある．
② 薬学的管理指導計画書の策定
　・処方医より提供された診療状況を示す文書等に基づき，または必要に応じ処方医と相談しながら，「薬学的管理指導計画」（様式1）を策定する．
　・患者の心身の特性および処方薬剤を踏まえ，調剤方法，薬剤の管理方法，処方薬剤の副作用，相互作用等を確認し，実施すべき指導の内容，患者宅への訪問回数，訪問間隔等を記載する．
　・策定した薬学的管理指導計画書は，薬剤服用歴の記録に添付する等の方法で保存する．
　図5-5にCase 5に関連して作成した訪問薬剤管理指導計画書の例を示した．
③ 訪問および事務手続き（居宅療養管理指導のみ）
　・患者宅を訪問し，介護サービス事業者としての運営規定を説明する．ここで契約書を交わすが，独居や理解度が低いなど，困難な場合は介護支援専門員などに相談する．
　・処方箋受付時，介護保険証が確認できなかった場合，患者宅を訪問時に確認（被保険者番号，介護度，認定有効期間等）する．

【居宅療養管理指導・在宅患者訪問薬剤管理指導計画書】様式1

作成年月日　年　月　日

訪問薬剤管理指導・居宅療養管理指導計画書

公費負担者番号			保険者	医療	
公費受給者番号			番号	介護	
介護被保険者番号			被保険者証・被保険者手帳の記号・番号		

患者名	○○ ▲男	⑨・女	身長 cm 体重 kg	生年月日	明・大・昭・平　年　月　日（85歳）
住所　　　TEL			家族構成:長女と2人暮らし 薬剤管理者:長女(管理能力やや低い)		
病名:前立腺癌(肺転移)　レビー小体型認知症 既往歴:変形性腰痛症、狭心症　　冠動脈バイパス術(78歳) 主訴・愁訴:			主治医(診療科):神経内科医師 医療機関:T大学病院 TEL 他科受診:☑有り　□無し		
アレルギー歴　□有り　☑無し 　　原因物質(時期／症状) 副作用発現歴　□有り　☑無し 　　原因物質(時期／症状)			ADL(a.自立　b.一部介助　c.全面介助) 移動:a・b・ⓒ(車椅子　　　　　) 食事:ⓐ・b・c(経管・経腸・その他:　) 排泄:a・ⓑ・c(オムツ・留置カテーテル　) 入浴:a・b・ⓒ(デイサービス利用　　) 着衣:a・b・ⓒ(　　　　　　　　　) 整容:a・b・ⓒ(　　　　　　　　　)		
調剤情報(一包化、粉砕、等) ・一包化調剤(麻薬除く)			身体能力(a.良い　b.だいたい良い　c.不良) 意志疎通:a・b・ⓒ(認知機能低下　　) 視　力:ⓐ・b・c(　　　　　　　　) 聴　力:ⓐ・b・c(　　　　　　　　) 手技力:a・ⓑ・c(　　　　　　　　) 嚥下能力:ⓐ・b・c(　　　　　　　)		
併用薬・OTC等 なし			特記事項: ・用法の簡素化(昼夜逆転があり、朝食後の服用が遅いため昼の飲み残しが発生、夕食後すぐに寝て、夜中に覚醒するため寝る前の飲み残しも多い)→朝夕食後1日2回の用法を提案		
介護保険での利用状況 ☑　居宅療養管理指導 　　(医師・○歯科医師・歯科衛生士・栄養士) □　訪問看護 □　訪問介護(介護福祉士・ヘルパー) 　　「身体介護・複合型・家事援助」 □　訪問リハビリ(理学療法士・作業療法士) □　訪問入浴 ☑　その他(デイサービス3回／週)			指導計画 訪問予定回数／月　2　回 実施すべき指導の内容 ・残薬の整理 ・指導対象:介護者 　服薬カレンダーによる管理方法の指導 　服用薬剤の効果、服用意義の理解		

介護度	認定期間	備考	ケアマネ	所属	連絡先
要介護3	H27.11.1 ~H29.10.31		○村○子	○○福祉サービスセンター	
要介護4	H29.11.17 ~H31.10.31		○村○子	○○福祉サービスセンター	

図5-5　Case 5に関連して作成した訪問薬剤管理指導計画書の例

④ 居宅療養管理指導・在宅患者訪問薬剤管理指導の実施
　・薬学的管理指導計画に基づき患者宅を訪問，薬学的管理指導を行う．
　・指導は保険薬局が調剤した薬剤の服用期間内に行うが，調剤を行っていない月に訪問薬剤管理指導を実施した場合，調剤報酬明細書の摘要欄に調剤年月日および投与日数を記入する．
⑤ 指導料の算定（2018 年 4 月現在）
　・居宅療養管理指導料および在宅患者訪問薬剤管理指導料は月 4 回（がん末期患者および中心静脈栄養法の対象患者については，週 2 回かつ月 8 回）に限り算定．
　　（医療保険：点／介護保険：単位）
　　1　単一建物患者（居住者）1 人　　　　　650 点（507 単位）
　　2　単一建物患者（居住者）2〜9 人　　　 320 点（376 単位）
　　3　それ以外の場合（居住者 10 人以上）　 290 点（344 単位）
　　ただし，月 2 回以上算定する場合は，算定する日の間隔は 6 日以上とする．
　・麻薬管理指導加算の算定（医療・介護とも）
　　麻薬が投与されている患者に対して，麻薬の服用および保管取り扱い上の注意等に関し，必要な指導を行うとともに，麻薬による鎮痛効果や副作用の有無の確認を行い，処方医に対して必要な情報提供を行った場合，1 回につき所定点数に 100 点（100 単位）を加算する．
　・居宅療養管理指導料および在宅患者訪問薬剤管理指導料を算定した月は，その他の指導管理料は算定できない．
　・負担金徴収
　　在宅患者訪問薬剤管理指導患者については指導料を含む調剤報酬の自己負担分を徴収する．居宅療養管理指導患者については訪問にかかる費用を居宅療養管理指導料として介護保険で算定するため，指導料を除く調剤報酬の自己負担分および居宅療養管理指導費料の自己負担分（1〜3 割）を徴収する．
　・他の医療機関または保険薬局の薬剤師が居宅療養管理指導を行っている場合は，居宅療養管理指導費は算定できない．
　・保険薬剤師 1 人につき週 40 回を超えて算定できない．また，保険薬局と患者宅との距離が 16 km を超えた場合も算定できない．
⑥ 訪問結果の報告
　・訪問の指示を行った医師（必要があれば介護支援専門員，訪問看護師等）に対して，訪問結果について必要な情報提供を文書で行う．
　　図 5-6 に Case 5 に関連して作成した訪問薬剤管理指導報告書（様式 2）の例を示した．
⑦ 薬剤服用歴の記録
　・居宅療養管理指導料・在宅患者訪問薬剤管理指導料を算定するにあたり，薬剤服用歴の所定の記載事項（平成 26 年 3 月 5 日保医発 0305 第 3 号・別添 3）に加え，少なくとも次の事項について記載されていなければならない．
　　ア　訪問の実施日，訪問した薬剤師の氏名
　　イ　処方医から提供された情報の要点
　　ウ　訪問に際して実施した薬学的管理の内容（薬剤の保管状況，服薬状況，残薬の状況，投薬後の併用薬剤，投薬後の併診，副作用，重複服用，相互作用等に関する確認，実施した

【在宅患者訪問薬剤管理指導・居宅療養管理指導報告書】様式2

在宅患者訪問薬剤管理指導報告書

T大学病院　　　　　　　　　　　　　　　　　東京薬科大学附属薬局
　神経内科科　〇〇　□□　先生　　　　　　　東京都八王子市〇〇〇
　　　　　　　　　　　　　　　　　　　　　　TEL　　　　Fax
　　　　　　　　　　　　　　　　　　　　　　薬剤師　　▲▲　〇子　㊞

患者氏名 ID	〇〇　▲男	性別 (⑨・女)	生年月日 M.T.S.H　年　月　日
住所		TEL	

処方日　年　月　日	訪問日　年　月　日	訪問薬剤師：▲▲　〇子
調剤方法 (ヒート・一包化・粉砕)	一包化	
保管・管理状況 (良・不良)	薬剤管理者：本人・[家族]・その他（　　　） 不良	
服薬状況(良・不良) 残薬の有無	不良 昼、寝る前の飲み残し多数	
薬識(良・不良)	本人薬識なし、長女も理解不十分	
併用薬(有・無)	無し	
副作用・相互作用の発生 (有・無)	無し	

報告事項：心臓血管外科、泌尿器科、神経内科の処方を合わせて一包化して持参、訪問指導致しました。昼夜逆転があり、起きるのが遅く、デイサービスに行かない日は朝食が昼近くになるため、昼食後の飲み残しが多数発生、また夕食後すぐに寝てしまい、夜中に覚醒するため、寝る前の飲み残しも多数あります。そのため、酸化マグネシウム錠330mg、ガランタミン臭化水素酸塩口腔内崩壊錠4mg、抑肝散は次回ご処方いただかなくても不足することはありません。次回の処方で残薬を調整し、ご報告致します。

薬の保管管理は同居する長女が行っていますが、体も弱く、管理能力もやや低いため、服薬カレンダーを使った管理方法を指導しましたが、服用方法の簡素化がさらに必要と思われます。酸化マグネシウム錠330mg3錠については2×朝夕食後　朝1錠、夕2錠、抑肝散については1日2包、2×朝夕食後に変更できないか、ご検討をお願いします。

図5-6　Case 5に関連して作成した訪問薬剤管理指導報告書の例

服薬支援措置等）
　　エ　処方医に対して提供した訪問結果に関する情報の要点
　　オ　処方医以外の医療関係職種との間で情報を共有している場合にあっては，当該医療関係職種から提供された情報の要点および当該医療関係職種に提供した訪問結果に関する情報の要点
　　カ　サポート薬局の薬剤師が訪問薬剤管理指導を行った場合には，サポート薬局名，当該薬剤管理指導を行った日付およびやむを得ない事由等
・麻薬管理指導加算を算定する場合，上記薬剤服用歴の記載事項に加え，以下の項目を記載しなければならない．
　　ア　訪問に際して実施した麻薬に係る薬学的管理の内容（麻薬の保管管理状況，残薬の状況，服薬状況，麻薬注射剤等の併用薬剤，疼痛緩和の状況，麻薬の継続または増量投与による副作用の有無などの確認等）
　　イ　訪問に際して行った患者・家族への指導の要点（麻薬に係る服薬指導，残薬の適切な取扱い方法も含めた保管管理の指導等）
　　ウ　処方医に対して提供した訪問結果に関する情報（麻薬の服薬状況，疼痛緩和および副作用の状況，服薬指導の要点等に関する事項を含む）の要点
　　エ　患者または家族から返納された麻薬の廃棄に関する事項（都道府県知事に届け出た麻薬廃棄届の写しを薬剤服用歴の記録に添付することで差し支えない）

⑧ 薬学的管理指導計画の見直し
・訪問後，必要に応じ新たに得られた患者の情報を踏まえ計画の見直しを行う．
・少なくとも月1回は見直しを行うほか，処方薬剤に変更があった場合，および他職種から情報提供を受けた場合にも適宜見直しを行う．
　図5-5で示したCase 5の指導計画の見直し例を図5-7に示した．

指導計画（見直し前）	指導計画（見直し後）
訪問予定回数/月　2　回	訪問予定回数/月　2　回
実施すべき指導の内容 ・残薬の整理 ・指導対象：介護者 　服薬カレンダーによる管理方法の指導 　服用薬剤の効果、服用意義の理解のための指導	実施すべき指導の内容 ・残薬整理の継続 ・指導対象：介護者 　一包化薬に服用日を記載し、服薬カレンダーにセットできるように指導 　服用薬剤の効果、服用意義の理解のための継続指導

図5-7　図5-5で示したCase 5の指導計画見直し例

⑨ 保険請求業務
・在宅患者訪問薬剤管理指導患者については，指導料を含め処方箋調剤に係る費用の保険分を該当する保険者（医療）に請求する．
・居宅療養管理指導の利用者については，指導料を除く処方箋調剤に係る費用の保険分を該当

する保険者（医療）に請求し，指導料の保険分（9割または8割）を保険者（介護・市町村）に請求する．

2) 訪問薬剤管理指導時の留意点
- 患者の状態，症状，心情に配慮し，状況に応じた行動をとる．
- 患者・家族のプライバシー保護に気をつける．
- 親切で感じのよい応対を心がける．
- 患者宅での接待は受けない．
- 服装は白衣以外の制服または平服（近所の人目を気にするため）．
- 保険薬局への緊急連絡方法の伝達（携帯電話など）．

3) 訪問時のチェックポイント

① 家族構成，介護状況
- 家族構成
- 主な介護者
- 介護者の健康状態

② 患者の日常生活動作（ADL）の状況
- 生活自立度（自立，外出時のみ介助，寝たきりなど），要介護度
- 意思疎通，精神状態
- 排泄状態
- 食事状態，嚥下障害レベル
- 入浴
- 睡眠
- 床ずれの発生

③ 訪問医療受療の状況，在宅福祉サービス

④ 処方薬
- 薬剤の管理状況（保管上の問題点，残薬の確認等）
- 服薬状況
  アドヒアランス，薬の知識，服薬時の状態（水の量，薬の包装が切りにくい，粉薬でむせる，薬がひっかかるなど），服薬の工夫（飲み忘れ防止，飲みやすさ工夫，水の飲み方，服薬記録），服薬に対しての不安や悩み・要望など
- 併用薬剤
  他医療機関への受診状況，処方薬の有無等
- 副作用，重複投与，相互作用のチェック
- 事前に医師から依頼された事項

⑤ 一般用医薬品，健康食品
- OTC，健康食品使用の有無
- 処方薬との相互作用
- 使用状況からみた問題（処方薬の追加の必要性）

⑥ 衛生管理
・室内の衛生管理，消毒，滅菌の状態
・医療廃棄物の処理

5-2 クリニカル クエスチョン

問1　Case 5 の患者について，残薬が発生する要因として考えられるものをすべてあげなさい．
問2　問1 であげた要因について，その解決策を検討しなさい．
問3　訪問結果の報告は，必要に応じて医師以外の職種に対しても行う必要がある．図5-6 で医師に報告書を作成した時点での，介護支援専門員に対する報告書を，図5-6 の様式を用いて作成しなさい．

5-3 演習問題

問1　在宅医療について間違っているものを選びなさい．
　1. 在宅患者訪問薬剤管理指導料と居宅療養管理指導料の違いは医療保険と介護保険の種類の違いである．
　2. 在宅患者訪問薬剤管理指導料も居宅療養管理指導料も月に4回算定することができる．
　3. 在宅医療において，薬剤師は訪問後，医師のみに報告書を提出すればよい．
　4. 地域包括ケアシステムは，75歳以上の高齢者が要介護状態となっても，住み慣れた地域で自分らしい暮らしを人生の最後まで続けることができるよう，住まい・医療・介護・予防・生活支援が一体的に提供されるシステムのことである．
　5. 地域包括ケアシステムの構築には地域特性を踏まえることが重要である．

問2　83歳男性．脳梗塞で寝たきり状態となり，自宅で療養中である．この患者は要介護認定を受けていた．薬剤師の行う居宅療養管理指導に関して正しいのはどれか．2つ選びなさい．　　　　　　　　　　　　　　　　　　　　　　（第99回薬剤師国家試験 問317）
　1. 通所介護を受けるために滞在している施設においても実施できる．
　2. 提供した居宅療養管理指導の内容について，速やかに記録を作成し，医師または歯科医師に文書で報告する．
　3. 保険薬局では厚生労働大臣の許可を受けなければ実施できない．
　4. 薬剤師が1人の保険薬局でも実施できる．

問3　在宅患者訪問薬剤管理指導の際，患者の家族よりアスピリン腸溶錠100 mg を嚥下しにくいので粉砕して飲ませてもよいかとの質問があった．回答内容として，最も適切なものはどれか．1つ選びなさい．　　　　　　　　　　　　　　　（第97回薬剤師国家試験 問282）

1. 家族が粉砕して服用させてください．
2. 薬局に戻り粉砕し分包したものをお届けします．
3. 粉砕せずにぬるま湯に溶かして服用させてください．
4. 医師に処方変更を依頼します．
5. 服用できないことを次回の診察時に医師に相談してください．

参考文献
1) 全国老人福祉施設協議会 web サイト，介護保険制度とは

Case 6 ポリファーマシー（多剤併用）

Case 6

患者

82歳男性，要介護度2

生活状況：外国籍の妻がいるが，事情により1年の半分近く別居の状態で，独居時はヘルパーによる家事援助あり．

患者背景

本人は膝の痛みがあるため，薬はいつも代理で妻かヘルパーが受け取っているが，妻は日本語が不自由なため，服薬指導の内容が本人に正しく伝わらないことがある．ある日，本人から電話で利尿薬の不足を訴えてきたが，誤服用が疑われたため，自宅を訪問して服薬状況を確認．患者は入院前に処方されていた利尿薬を誤って服用していた．また，整形外科のクリニックも受診しているが，併用薬剤についてはどの医療機関にも伝えていないことがわかった．また現在の総合病院・腎透析科を受診するまでには，複数病院の受診歴がある．

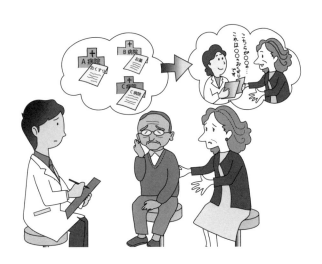

現病歴

糖尿病，高血圧，慢性腎不全，心不全，心房細動

介入時の身体所見・検査値等（ADL，認知機能，気分・意欲など）：

要介護度2，膝の痛みを強く訴え，また下肢の浮腫もあり，自立歩行困難．自宅血圧は130〜140 mmHg/75〜85 mmHg程度．HbA1c 7.1 %，クレアチニン 1.72 mg/dL，eGFR

30.4 mL/min/1.73 m², 肝機能 AST16 U/L, ALT21 U/L. 認知機能の低下は感じられないが, わがままな性格で自分の思い通りにならない時は大声で怒ることがある. 栄養指導は受けているが, 理解不十分. うどんが好きで1日1回は食べているため, 塩分の過量摂取が疑われる.

(介入時の処方内容)

総合病院・腎透析科

1. リナグリプチン錠 5 mg　　　　　　　　1回1錠（1日1錠）　　1×朝食後
2. ミチグリニドカルシウム水和物錠 5 mg　1回1錠（1日2錠）　　2×朝昼食直前
3. アムロジピン OD 錠 5 mg　　　　　　　1回1錠（1日2錠）　　2×朝夕食後
4. 酸化マグネシウム錠 330 mg　　　　　　1回2錠（1日4錠）　　2×朝夕食後
5. センノシド錠 12 mg　　　　　　　　　　1回2錠（1日2錠）　　1×寝る前
6. ブロチゾラム OD 錠 0.25 mg　　　　　　1回1錠（1日1錠）　　1×寝る前
7. ランソプラゾール OD 錠 30 mg　　　　　1回1錠（1日1錠）　　1×朝食後
8. フロセミド錠 40 mg　　　　　　　　　　1回1錠（1日1錠）　　1×朝食後
9. フェブキソスタット錠 10 mg　　　　　　1回1錠（1日1錠）　　1×朝食後
10. フェキソフェナジン塩酸塩錠 30 mg　　　1回1錠（1日2錠）　　2×朝夕食後
11. ワルファリンカリウム錠 1 mg　　　　　1回1錠（1日1錠）　　1×朝食後
12. バイオインスリングラルギンソロスター　1日1回朝　　14単位
13. ウルソデオキシコール酸錠 50 mg　　　　1回1錠（1日3錠）　　3×朝昼夕食後

整形外科クリニック

14. ジクロフェナクナトリウム坐剤 50 mg　　1日1回, 1回1個

(薬局薬剤師による処方薬剤の問題把握)
・患者はこれまで病院がいくつか替わっているため, 前医から引き継ぎ, 処方意図が不明瞭な薬剤があると考えられる.
・服用薬剤数が多く, 処方が変更になっても理解できず, 誤って服用する可能性がある.
・腎透析科の医師は他院からNSAIDsの坐薬が処方されていることを知らない.
・患者は膝の強い痛みを訴え, 毎日NSAIDsの坐薬を使用しているが, 整形外科の医師は腎機能を把握していない可能性がある.
・栄養指導の効果が不十分で, 塩分, カロリーの過剰摂取が疑われる.

(処方解析と処方監査)
・リナグリプチン錠 5 mg
　本剤は胆汁排泄型DPP-4阻害薬であり, 腎機能低下患者への選択は妥当と考え, 継続とする.
・ミチグリニドカルシウム水和物 5 mg 錠
　肝代謝型のため, 腎機能低下患者への選択は妥当と考えるが, 食直前の服用のため飲み忘れることが多い. 現在HbA1c7.1%であり日本糖尿病学会と日本老年医学会の合同委員会による「高齢者糖尿病の血糖コントロール目標」に基づき, 中止を検討する.

- アムロジピン OD 錠 5 mg
  自宅血圧は 130～140 mmHg/75～85 mmHg 程度で安定しているが，Ca 拮抗薬は浮腫，動悸，歯肉腫脹などの副作用がある．この患者の浮腫の一因として薬剤性浮腫の可能性もあるため，Ca 拮抗薬以外の薬剤への変更，また塩分の過剰摂取が疑われることから，食生活の改善により中止を検討する．
- 酸化マグネシウム錠 330 mg
  塩類下剤は副作用が少なく，習慣性を持たないため，長期の排便コントロールに適するが，長期内服で高マグネシウム血症のリスクが高まるため，減量，中止も考慮する．
- センノシド錠 12 mg
  大腸刺激性下剤は長期連用により効果が減弱するため，頓服での使用を検討する．作用が穏やかで，高齢者に有用性が示唆される麻子仁丸の使用も考慮する．
- ブロチゾラム OD 錠 0.25 mg
  高齢者ではベンゾジアゼピン系の睡眠剤は認知機能の低下やふらつき・転倒のリスクが増加する．この患者はワルファリンカリウムを服用していることから，転倒のリスクを回避するべきであり，メラトニン受容体作動薬またはオレキシン受容体拮抗薬への変更を検討する．ただし，急に中止することによる離脱症状を避けるため漸減とする．
- ランソプラゾール OD 錠 30 mg
  患者はワルファリンカリウムを服用しており，プロトンポンプ阻害薬は消化管出血の予防として処方されているものと考え，継続とする．ただし消化性潰瘍の既往歴はないため，15 mg に減量し，その後中止を検討する．
- フロセミド錠 40 mg
  慢性腎不全の浮腫に処方されているが，高齢者の安全な薬物治療ガイドライン 2015 では，高齢心不全患者は，高用量のループ利尿剤やアルドステロン拮抗薬により腎機能低下のリスクが増大するとされており，食生活の改善を強く勧め，減量を検討する．
- フェブキソスタット錠 10 mg
  1 日 1 回の服用で済む尿酸生成抑制薬であり，軽度～中等症の腎機能低下例に対して，用量調節をせずに通常用量を投与できることから，継続とする．
- フェキソフェナジン塩酸塩錠 30 mg
  現在かゆみや鼻炎の症状はなく，患者は過去にかゆみの症状があったと記憶していることから，前医からの継続薬で症状改善後も漫然と処方されていたと考え，中止を提案する．
- ワルファリンカリウム錠 1 mg
  心房細動であり，$CHADS_2$ スコア 4 点（表 6-1 参照）のため，日本循環器学会の心房細動治療（薬物）ガイドラインより抗凝固剤の服用は推奨されることから，継続とする．

表 6-1　CHADS₂ スコア

	危険因子		スコア	
C	Congestive heart failure/LV dysfunction	心不全，左室機能不全	1	CHADS₂ スコアは心房細動による脳梗塞発症リスクを評価するもので，脳梗塞発症に関連する5つの危険因子の頭文字から命名された．各危険因子に付与された点数の合計が高いほど，脳梗塞の発症リスクは高くなる．
H	Hypertension	高血圧	1	
A	Age≧75 y	75歳以上	1	
D	Diabetes mellitus	糖尿病	1	
S	Stroke/TIA	脳梗塞・一過性脳虚血発作の既往	2	
	合計		0〜6	

(Gage BF., et al. (2001) *JAMA.*, 285(22), p.2864-2870 より改変して引用)

・バイオインスリングラルギンソロスター（持効性インスリン）
　高齢者におけるインスリンのスライディングスケールは高血糖性昏睡を含む急性病態を除き，効果が低いわりに低血糖発作が多いため推奨されない．年齢的にも現状のHbA1c で問題はなく，食生活の改善を勧め，中止を検討する．
・ウルソデオキシコール酸錠 50 mg
　過去の肝機能障害については不明であるが，現在肝機能に問題はなく，胆石，肝疾患の既往もないことから，服用の中止を提案する．
・ジクロフェナクナトリウム坐剤 50 mg
　現在の腎機能を処方医に伝え，中止または頓用での使用に変更を検討する．また，NSAIDs はプロスタグランジンの合成を抑制し，腸管運動を低下させることから，減量・中止により便秘の改善が期待できる．

（処方再設計の提案）
　処方の再設計にあたり，様々な選択肢が考えられる．ポリファーマシーの目安である5〜6種類以下に減薬したいところであるが，それぞれ患者は複数の疾病，多様な病態を持ち，生活習慣や生活環境，価値観も異なる．処方薬剤数にとらわれることなく，患者本人や家族の意向に配慮しつつ，処方意図が不明瞭なもの，有害事象の可能性があるものを，様子をみながら徐々に減薬していく必要がある（図 6-3　トレーシングレポート参照）．
　また医師には処方権があり，処方再設計の提案をするには，十分な配慮が必要である．

・現在の症状，検査データから，フェキソフェナジン塩酸塩 30 mg 錠，ウルソデオキシコール酸 50 mg 錠の処方理由が不明のため，処方意図を確認し中止を提案する．
・食事指導が徹底され，カロリー，塩分の過剰摂取が改善されれば，降圧薬，利尿剤，経口糖尿病薬インスリンの減量，中止が期待できるため，調理者であるヘルパーへの栄養指導を依頼する．

・膝の痛みに対するジクロフェナクナトリウム坐剤50 mgの中止と，その代替えとして運動療法を導入できないか，整形外科クリニックの医師に提案する．

本章の目標
- 患者・来局者および種々の情報源（薬歴・指導記録，お薬手帳，残薬・持参薬等）から，薬物療法に必要な情報を収集できる．
- 患者の身体所見を薬学的管理に生かすことができる．
- 患者の状態（疾患，重症度，合併症，肝・腎機能や全身状態，心理・希望等）や薬剤の特徴（作用機序や製剤的性質等）に基づき，適切な処方を提案できる．
- 処方提案に際し，薬剤の選択理由，投与量，投与方法，投与期間等について，医師や看護師等にわかりやすく説明できる．
- 薬物治療の効果について，患者の症状や検査所見などから評価できる．
- 副作用の発現について，患者の症状や検査所見から評価できる．

キーワード
ポリファーマシー（多剤併用），フレイル，サルコペニア，高齢者の安全な薬物療法ガイドライン，薬物有害事象，トレーシングレポート（服薬情報提供書），お薬手帳，患者のための薬局ビジョン，かかりつけ薬局・かかりつけ薬剤師

6-1 キーワードの解説

6-1-1 ポリファーマシー（多剤併用）

　ポリファーマシーの厳密な定義はないが，日本老年医学会から出された「高齢者の安全な薬物療法ガイドライン2015」では，高齢入院患者で薬剤数と薬物有害事象との関係を解析した報告によると，6種類以上で薬物有害事象のリスクが特に増加すること，外来患者で薬剤数と転倒の発生を解析した研究では，5種類以上で転倒の発生率が高かったことから，5～6種類以上を多剤併用の目安とするのが妥当であるとしている．また海外では5種類以上をポリファーマシーと定義する研究が多い．

6-1-2 高齢者の身体機能（フレイル，サルコペニア）

　フレイルは，厚生労働省研究班の報告書では「加齢とともに心身の活力（運動機能や認知機能等）が低下し，複数の慢性疾患の併存などの影響もあり，生活機能が障害され，心身の脆弱性が出現した状態であるが，一方で適切な介入・支援により，生活機能の維持向上が可能な状態像」

とされており，健康な状態と日常生活でサポートが必要な介護状態の中間を意味する．多くがフレイルを経て要介護状態へ進むと考えられているが，高齢者においては特にフレイルが発症しやすいことが明らかとされている．高齢者が増えている現代社会において，図6-1のように，フレイルに早く気づき，正しく介入（治療や予防）することが重要となる．

フレイルの基準には，様々なものがあるが，フリードが提唱したものが採用されていることが多い．フリードの基準には5項目あり，3項目以上該当するとフレイル，1または2項目だけの場合にはフレイルの前段階であるプレフレイルと判断する．

1. 体重減少：意図しない年間4.5 kgまたは5%以上の体重減少
2. 疲れやすい：何をするのも面倒だと週に3～4日以上感じる
3. 歩行速度の低下
4. 握力の低下
5. 身体活動量の低下

フレイルには，体重減少や筋力低下などの身体的な変化だけでなく，気力の低下などの精神的な変化や社会的なものも含む．

一方，サルコペニアとは，加齢や疾患により，筋肉量が減少することで，握力や下肢筋・体幹筋など全身の「筋力低下が起こること」を指す．または，歩くスピードが遅くなる，杖や手すりが必要になるなど，「身体機能の低下が起こること」を指す．サルコペニアという用語は，アーウィン・ローゼンバーグによって生み出された造語で，ギリシャ語で筋肉を表す「sarx（sarco：サルコ）」と喪失を表す「penia（ペニア）」を合わせた造語である．

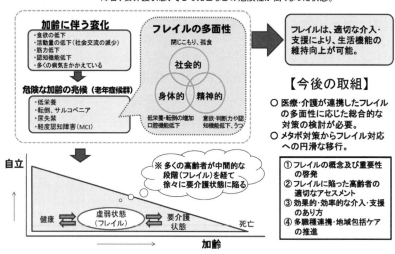

図6-1　高齢者の身体機能（フレイル，サルコペニア）
（厚生労働省，中長期的視点に立った社会保障政策の展開（参考資料））

6-1-3 高齢者の安全な薬物療法ガイドライン

「高齢者の安全な薬物療法ガイドライン」は高齢者で薬物による有害事象の頻度が高いこと，さらに重症例が多いことを背景として，日本老年医学会の老人医療委員会のワーキンググループと厚生労働省の長寿医療委託研究班により2005年に作成され，2015年，10年ぶりに改訂された．このガイドラインには，高齢者の処方適正化スクリーニングツールとして，「特に慎重な投与を要する薬物のリスト」と「開始を考慮するべき薬物のリスト」の2つの薬物リストがあげられており，それぞれの薬物について処方上の注意点が記載されている．

なお，ガイドラインの全文が日本老年医学会のwebサイト上に公開されているので参照されたい．

(1) 高齢者で薬物有害事象が増加する要因

ガイドラインでは，高齢者の疾患・病態上の特徴の多くが薬物有害事象につながるが，特に，薬物動態の加齢変化に基づく薬物感受性の増大と，服用薬剤数の増加が有害事象二大要因であるとしている．表6-2は，多くの因子が高齢者における薬物有害事象増加に関連していることをまとめたものである．

表6-2　高齢者で薬物有害事象が増加する要因

疾病上の要因	複数の疾患を有する→多剤併用，併科受診 慢性疾患が多い→長期服用 症候が非定型的→誤診に基づく誤投薬，対症療法による多剤併用
機能上の要因	臓器予備能の低下（薬物動態の加齢変化）→過量投与 認知機能，視力・聴力の低下→アドヒアランス低下，誤服用，症状発現の遅れ
社会的要因	過少医療→投薬中断

（日本老年医学会編集（2015）高齢者の安全な薬物療法ガイドライン2015，p.12，表1，メジカルビュー社）

(2) 薬物動態と薬力学の加齢変化

また，ガイドラインでは生理機能の加齢変化により，薬物動態に以下のような影響を受けるとしている．

1) 薬物吸収：消化管機能は加齢により低下するが，鉄やビタミン剤などを除き，加齢による薬物吸収への影響は少ない．
2) 薬物分布：細胞内水分が減少するため，水溶性薬物の血中濃度が上昇しやすい．逆に脂肪量は増加するため，脂溶性薬物は脂肪組織に蓄積しやすい．また，血清アルブミンが低下すると，薬物のタンパク結合率が減少し，総血中濃度に比して遊離型の濃度が上昇することに注意が必要である．
3) 薬物代謝：代謝は主に肝臓で行われ，肝血流，肝細胞機能の低下により薬物代謝は加齢とともに低下する．特に肝代謝率の高い薬物では血中濃度が上昇しやすい．
4) 薬物排泄：排泄は主に腎臓から尿中へ行われるが，薬物によっては肝臓から胆汁中へ排泄さ

れる．腎血流量は加齢により直線的に低下するため，腎排泄型の薬物では血中濃度が増加する．閉塞性黄疸では胆汁排泄型の薬物は禁忌である．
5) 薬力学：血中濃度は同じでも加齢に伴い反応性が変化する薬物がある．β遮断薬やβ刺激薬に対する感受性低下，ベンゾジアゼピンなどの中枢神経抑制薬，抗コリン系薬物に対する感受性亢進などがあげられる．
6) 薬物相互作用：特に薬物代謝酵素チトクローム P450（CYP）を介した相互作用が問題となることが多い．CYPには多くのタイプがあるが，CYPにより代謝される薬物と，同一のCYPの活性を阻害あるいは誘導する薬物との併用により代謝が影響を受け，効果増強や効果減弱を引き起こすことがあるため注意が必要である．

このような薬物動態の加齢変化により，高齢者では半減期（$t_{1/2}$）の延長や最大血中濃度（C_{max}）の増大が起こり，薬効が増強されることが多いため，少量投与から開始することが重要である．

(3) 高齢者の処方適正化スクリーニングツール

高齢者の処方適正化スクリーニングツールには，「特に慎重な投与を要する薬物のリスト」と「開始を考慮するべき薬物のリスト」の2つの薬物リストがあるが，「特に慎重な投与を要する薬物のリスト」は薬物有害事象の回避，次いで服薬数の減少に伴うアドヒアランスの改善を目的として作成されている．リストの薬物は高齢者では安全性に比べて有効性に劣る，もしくはより安全な代替薬があると判断し選定されており，29の薬物あるいは薬物クラスが分類されている．表6-3にリストの一部を示した．

一方，「開始を考慮するべき薬物のリスト」は，高齢者に対する過少医療の回避を目的として作成され，高齢者でも有用性が高いと判断されるにもかかわらず，医療現場での使用が少ないものが選定され，8の薬物あるいは薬物クラスに分類されている．表6-4にリストの一部を示した．

これらのリストは薬物有害事象の危険性が高い薬物をみつけ出すためのツールとしては有用であるが，リストから不適切な薬剤と判断された場合でも，患者の求めている効果が他の治療法で期待できない場合には使用を検討せざるを得ない場合もあり，個別に判断することが求められる．

表6-3 特に慎重な投与を要する薬物のリスト（一部）

分類	薬物（クラスまたは一般名）	代表的な一般名（すべて該当の場合は無記載）	対象となる患者群（すべて対象となる場合は無記載）	主な副作用・理由	推奨される使用法	エビデンスの質と推奨度
糖尿病薬	スルホニル尿素（SU）薬	クロルプロパミド，アセトヘキサミド，グリベンクラミド，グリメピリド		低血糖とそれが遷延するリスク	可能であれば使用を控える．代替薬としてDPP-4阻害薬を考慮	エビデンスの質：中 推奨度：強
	ビグアナイド系	ブホルミン，メトホルミン		低血糖，乳酸アシドーシス，下痢	可能であれば使用を控える．高齢者に対して，メトホルミン以外は禁忌	エビデンスの質：低 推奨度：弱
	チアゾリジン薬	ピオグリタゾン		骨粗鬆症（女性），心不全	心不全患者，心不全既往者には使用しない．高齢者では，少量から開始し，慎重に投与する	エビデンスの質：高 推奨度：強
	α-グルコシダーゼ阻害薬	アカルボース，ボグリボース，ミグリトール		下痢，便秘，放屁，腹満感	腸閉塞などの重篤な副作用に注意する	エビデンスの質：中 推奨度：弱
	SGLT2阻害薬	すべてのSGLT2阻害薬		重症低血糖，脱水，尿路・性器感染症のリスク	可能な限り使用せず，使用する場合は慎重に投与する	エビデンスの質：低 推奨度：強

（日本老年医学会編集（2015）高齢者の安全な薬物療法ガイドライン2015, p.29-30, メジカルビュー社）

表6-4 開始を考慮すべき薬物のリスト（一部）

分類	薬物（クラスまたは一般名）	代表的な一般名（すべて該当の場合は無記載）	推奨される使用法（対象となる病態・疾患名）	注意事項	エビデンスの質と推奨度
ACE阻害薬	ACE阻害薬		心不全 誤嚥性肺炎ハイリスクの高血圧（脳血管障害と肺炎の既往を有する高血圧）	高K血症（ARBとは併用しない．アリスキレン，アルドステロン拮抗薬との併用に注意） 空咳	エビデンスの質：高 推奨度：強
アンジオテンシン受容体拮抗薬（ARB）	ARB	カンデサルタン	心不全に対してACE阻害薬に忍容性のない場合に使用．低用量より漸増	高K血症（ACE阻害薬とは併用しない．アリスキレン，アルドステロン拮抗薬との併用に注意） 心不全に保険適用のないジェネリックもあるため適応症に注意	エビデンスの質：高 推奨度：強
スタチン	スタチン	プラバスタチン，シンバスタチン，フルバスタチン，アトルバスタチン，ピタバスタチン，ロスバスタチン	冠動脈疾患の二次予防，および前期高齢者の冠動脈疾患，脳梗塞の一次予防を目的に使用する	筋肉痛，CK上昇 糖尿病の新規発症	エビデンスの質：高 推奨度：強

（日本老年医学会編集（2015）高齢者の安全な薬物療法ガイドライン2015, p.32-33, メジカルビュー社）

6-1-4 一元管理（かかりつけ薬局・かかりつけ薬剤師・お薬手帳）

よりよい医療を受けるためには，疾患ごとに専門医の治療を受けることが望ましいと思われがちだが，高齢者の場合には，過少でもなく過剰でもない医療を受けること，残された期間の生活の質（QOL）を優先して考えることが望ましいと日本老年医学会では提唱している．そのため高齢者の場合，かかりつけ医により生活状況も含めて一元的に治療を管理することが最善であるが，現状ではかかりつけ医の制度は根づいていない．そこで，どこの医療機関にかかっても，かかりつけの薬局を決め，かかりつけ薬剤師から処方箋の調剤をしてもらう，あるいは一般用医薬品を購入することで，薬歴が一元的に管理され，相互作用や重複投与によるリスクを回避し安全性を高めることができる．さらに高齢者においてはフレイル，サルコペニア等に配慮した処方監査，チェックが行われ，適正な医療，患者のQOL向上が担保される．しかし，かかりつけ薬局・かかりつけ薬剤師を持つことも難しい場合においては，1冊にまとまった「お薬手帳」を患者が持ち歩くことで，服用薬剤の一元管理が可能となる．図6-2に一元管理された「お薬手帳」の例を示す．今後は「電子お薬手帳」が広く普及することが望まれる．

```
東薬太郎  様      2018年08月06日        東薬太郎  様       2018年8月20日
T大学病院  ○山  ○男先生（循環器科）     △△内科クリニック  △山  △子先生
1.アミオダロン塩酸塩速崩錠 5mg    2錠/1日    1.セルベックスカプセル           3錠/1日
     1日2回朝夕食後          28日分         1日3回朝昼夕食後         7日分
2.ワソラン錠 40mg           2錠/1日    2.ネキシウムカプセル 10 mg    1錠/1日
     1日2回朝夕食後          28日分         1日1回夕食後             7日分
3.ビソノテープ              1枚/1日
     1日1回朝              28日分    △△△ファーマシー
4.アテレック錠 10mg          1錠/1日    東京都○○市△△町
     1日1回朝食後           28日分    Tel△△△-△△△-△△△△
5.ガスターD錠 20 mg          2錠/1日
     1日2回朝夕食後          28日分
東京薬科大学附属薬局
東京都○○市○○町
Tel○○○-○○○-○○○○
```

図 6-2　お薬手帳の例

H_2 受容体拮抗薬を服用中の患者に同効薬であるプロトンポンプ阻害薬が処方されたが，お薬手帳を提示することで，未然に重複を防ぐことができる．

6-1-5　トレーシングレポート（服薬情報提供書）

　トレーシングレポートとは，薬局で患者から聞き取った，治療上必要な情報を医師に文書で伝えるものである．緊急性のある場合に疑義照会を行うのに対して，緊急性を要さない事柄の報告に使用する．コンプライアンス改善のための剤型変更や一包化の提案，副作用の可能性の報告などを行い，次回の処方に反映してもらうことで，より安全で効果的な薬物治療につながる．ポリファーマシーによる薬物有害事象が予測される場合の処方提案にも適している．ただし，医師に情報を提供するにあたり，患者の同意を得ることが原則である．

　トレーシングレポートには，特に決まった様式はないが，医療機関により所定の様式を準備しているところもある．図 6-3 に Case6 に関連して作成したトレーシングレポートの例を示した．

報告日：　　年　　月　　日

_____病院　御中

トレーシングレポート（服薬情報提供書）

担当医　　　　　　　　科	保険薬局　名称・所在地
先生　御机下	
患者 ID：	電話番号：
患者名：	FAX 番号：
	担当薬剤師名：　　　　　　　　　印
この情報を伝えることに対して患者の同意を　☑得た。　□得ていない。	
□患者は主治医への報告を拒否していますが、治療上重要と思われますので報告いたします。	

処方箋に基づき調剤を行い、薬剤交付いたしました。
下記の通り、ご報告いたします。ご高配賜りますようお願い申し上げます。

所見

当該患者様は服用薬剤数が非常に多く、残薬も多数あるため、入院前に服用していた昼分のフロセミド 20 ｍｇを誤って追加服用していました。家族による服用薬剤の管理も困難な状態にあります。

また、現在食事は家事援助で入るヘルパーが作っており、カロリー、塩分の過剰摂取が疑われます。

尚、現在他院からの処方も含め、14 薬剤を服用していますが、ご処方いただいているフェキソフェナジン塩酸塩錠 30 ｍｇにつきましては、現在本人から痒みやアレルギー症状の訴えはなく、以前痒みの薬をもらったことがあるような気がする、とのことでした。また、ウルソデオキシコール酸錠 50 ｍｇにつきましても、現在の肝機能は AST (GOT) 16U/L、ALT (GPT) 21U/L と基準値の範囲であり、胆石や肝疾患の既往もないようです。

薬剤師としての提案事項

誤服用防止のため、一包化のご指示をお願いします。

また、できるだけ本人が理解し管理しやすいように、処方を簡素化したく、フェキソフェナジン塩酸塩錠 30 ｍｇ、ウルソデオキシコール酸錠 50 ｍｇ服用の必要性について、ご検討をお願いします。

尚、調理を担当するヘルパーに栄養指導を行うことで、降圧剤、利尿剤、経口糖尿病薬等の減量が期待できると考え、ヘルパーへの栄養指導のご指示をご検討ください。

図 6-3　トレーシングレポート
（Case6 に関連して作成したトレーシングレポートの例）

6-1-6 高齢者の薬物療法における薬剤師の役割

　高齢者は複数の疾患に罹患し多剤併用となることから、薬物有害事象の発現頻度が高まると考えられている．超高齢社会において、薬剤師が高齢者の薬物治療に介入することで適正な薬学的

管理が行われることが期待されている．

「高齢者の安全な薬物療法ガイドライン2015」では多くの論文を精読し，それに基づき，「薬剤師の役割」として以下のCQ（クリニカルクエスチョン）と回答からなるサマリー（表6-5）が新設された．

表6-5 「薬剤師の役割」のサマリー

1CQ：薬物有害事象を回避するために，薬剤師はどのように関与するのが有効か？
　　薬物有害事象の多くは，過量および過少投与，相互作用，薬物治療のノンアドヒアランスが原因であることが多く，薬学的管理（薬識の確認，残薬確認，薬歴管理，相互作用の確認，処方設計などの薬剤師の包括的な介入）の実施により，未然回避，重篤化の回避が可能となる．（エビデンスの質：中，推奨度：強）

2CQ：漫然と繰り返し使用されている薬を，薬剤師が見直すことは有効か？
　　漫然と繰り返し使用されている薬を薬剤師が定期的に「見直す」ことで薬剤数の削減，薬物有害事象や医療費の抑制につながる．（エビデンスの質：高，推奨度：強）

3CQ：薬物関連問題に対して，薬剤師はどのように取り組むべきか？
　　薬剤師の処方見直しや薬学的管理の実施により薬物関連問題（処方誤り，薬物有害事象，相互作用等）の発生頻度が低下する．（エビデンスの質：高，推奨度：強）

4CQ：用法など複雑な処方に対して，薬剤師が医師に提言することは有効か？
　　薬剤師が処方を見直し，医師に提言することで処方の複雑さを軽減できる．（エビデンスの質：低，推奨度：強）

5CQ：多剤併用に対して薬剤師が介入することで，医療費および薬物有害事象の発現の軽減に有効か？
　　多剤併用における薬剤師の包括的介入は，医療費削減するとともに薬物有害事象の発現を低下させる．（エビデンスの質：中，推奨度：強）

6CQ：薬物治療のアドヒアランスを改善するために，薬剤師はどのような関わりが有効か？
　　薬剤師による電話カウンセリングが，薬物治療のアドヒアランスを改善し死亡率を減少させる．（エビデンスの質：高，推奨度：強）

7CQ：薬剤師が在宅における薬物関連問題や薬物治療のアドヒアランス向上に対して，訪問薬剤管理指導を行うことは有効か？
　　薬剤師が訪問薬剤管理指導を積極的に行うことは，薬物関連問題の減少，薬物治療のアドヒアランスの向上につながる．（エビデンスの質：高，推奨度：強）

8CQ：薬剤師による入院時持参薬の鑑別および薬歴聴取は有効か？
　　薬剤師が入院時持参薬の鑑別および薬歴聴取を行い処方提案することで，処方の適正化が行える．（エビデンスの質：高，推奨度：強）

9CQ：薬剤師による退院時服薬指導は有効か？
　　薬剤師が退院時に積極的な情報提供を行うことで，薬物治療のアドヒアランスが維持され，再入院回数の減少につながる．（エビデンスの質：低，推奨度：強）

（日本老年医学会編集（2015）高齢者の安全な薬物療法ガイドライン2015，p.165-166，メジカルビュー社）

6-2 クリニカル クエスチョン

問1　Case6の患者に対して，介入前の患者背景，処方内容を検討し，予測される服薬上の問題点や薬物有害事象をあげなさい．

問2　問1であげた服薬上の問題点や有害事象について，解決に向けた服薬支援・管理，処方介入などの具体的な方法を検討しなさい．

問3　Case6の「処方再設計の提案」では，整形外科クリニックの医師に対して，ジクロフェナクナトリウム坐剤の中止と，その代替案の提案があげられているが，図6-3の様式を用いて，提案のためのトレーシングレポートを作成しなさい．

6-3 演習問題

問1　高齢者の安全な薬物療法ガイドラインに関する記述のうち正しいものを選びなさい．
1. かかりつけ薬局は，患者の処方に関する情報をすべて把握し，重複処方や併用禁忌，ガイドラインの「特に慎重な投与を要する薬物のリスト」該当薬等をチェックし，疑義照会ができる体制にすべきである．
2. 高齢者にとって，疾患別の専門医療を受けることが最善であり，薬局も疾患別に分けることで，過少でも過剰でもない適切な医療，および残された生存期間のQOLを大切にする医療を実現することができる．
3. 残薬は薬局に持参するよりも，医療機関に持参してカウントしてもらい，服薬状況を把握してもらう必要がある．
4. お薬手帳を情報共有のツールとして，処方変更の理由や病名，検査値などを処方医が記入することで，薬局での調剤や疑義照会，服薬指導に役立てることができる．
5. アドヒアランスを改善するための工夫として，一包化調剤があり，緩下剤，睡眠薬なども一包化することで服薬を簡便にし，将来的なアドヒアランス低下を防ぐことができると考えられる．

問2　ポリファーマシーについて誤っているものを選べ．
1. 問題のあるポリファーマシーとは，多剤併用により，その処方内容が患者にとって不適切な状態，あるいは有害事象発現の潜在的なリスクを有する場合をいう．
2. 高齢者で，特に慎重な投与が必要な薬剤として重篤な有害事象が出やすい薬があげられる．
3. 高齢者の安全な薬物療法ガイドラインの中で特に慎重投与を有する薬剤の中にSU剤は含まれない．
4. 高齢者のポリファーマシーについて，薬剤師は処方薬剤数を6種類以下に減らすための提案をしていくことが重要である．

問3　高齢者の身体状況について誤っているものを選べ．
1. フレイルとは高齢になることで，筋力だけが衰えることをいう．
2. サルコペニアとは加齢に伴う筋力の減少，または老化に伴う筋肉量の減少のことである．
3. フレイルサイクルとはサルコペニア→基礎代謝量の低下→エネルギー消費量の低下→食欲の低下→体重減少のサイクルである．
4. フレイル対策として，筋肉や骨をつくるための栄養素を食事から摂取すること，運動を行って筋肉の合成や骨密度の維持をはかることがあげられる．

Column 高齢者の医薬品適正使用の指針とは？

　日本老年医学会から「高齢者の安全な薬物療法ガイドライン」が出され，高齢者のポリファーマシーに対する社会の関心が高まったが，2015年の改訂を経て，みえてきた課題もある．そこで厚生労働省では高齢者医薬品適正使用検討会を立ち上げ，高齢者の薬物療法に関する安全対策等について調査・検討を行った．今般，検討会において高齢者における薬物療法の適正化等を目的とし，高齢者の特徴に配慮したよりよい薬物療法を実践するための基本的留意事項をまとめたガイダンスとして，「高齢者の医薬品適正使用の指針（総論編）」が取りまとめられた．この指針は医師，歯科医師，薬剤師を主たる利用者とし，65歳以上の患者を対象としているが，特に服用薬剤の種類が増加する75歳以上の高齢者に重点をおいている．

　今後指針の「詳細編」も取りまとめられる予定となっており，医療現場で高齢者のよりよい薬物療法に活用されることが期待される．

参考文献
1) 日本老年医学会編集（2015）高齢者の安全な薬物療法ガイドライン 2015，メジカルビュー社
2) 厚生労働科学研究費補助金（長寿科学総合研究事業）　総括研究報告書　後期高齢者の保健事業のあり方に関する研究　研究代表者　鈴木隆雄
3) 公益財団法人長寿科学振興財団　健康長寿ネット web サイト
4) 日本老年医学会：「高齢者の終末期の医療およびケア」に関する日本老年医学会の「立場表明」（2012）日老医誌，49，p.381-386

Case 7 医療安全

Case 7

患者
　70歳代，女性．

現病歴/治療経過
　終末期のがん患者．外来にて定期的に保存的な治療を行いながら自宅で療養していたが，数日前から食事が全くとれなくなった．家族に連れられて来院したところ，栄養状態の改善が必要と判断され緊急入院となった．主治医の指示によって，0時から「フルカリック®1号」による治療が開始された．

処方箋
　中心静脈から点滴静注　フルカリック®1号903 mL/包　　1回1本
　　1日2回　0時～12時，12時～24時

　しかし，12時の点滴交換時に日勤看護師によって0時投与開始分のフルカリック®1号輸液の小室部分が開通されていなかったことが発見された．深夜勤務の看護師は気づかず，12時間投与されていた．

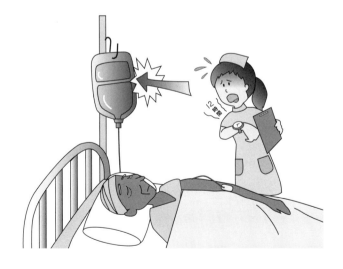

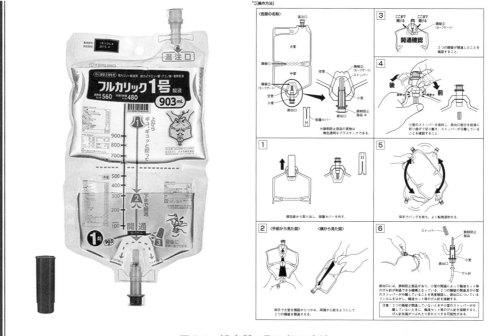

図7-1 処方薬の取り扱い方法

本章の目標
- 代表的なインシデント（ヒヤリ・ハット），アクシデント事例を解析し，その原因，リスクを回避するための具体策と発生後の適切な対処法を理解する．
- 薬物療法に必要な医薬品情報を収集・整理・加工できる．
- 代表的な輸液の種類と適応を説明できる．
- チーム医療における薬剤師の役割と重要性について説明できる．

キーワード

医薬品の適正使用，ファーマシューティカルケア，医療過誤，インシデント，多職種連携，チーム医療，薬剤師業務の流れ，薬学的管理

7-1 キーワードの解説

7-1-1 医療過誤

(1) 医療過誤，医療事故等関連用語

医療過誤，医療事故等に関連する用語は，発生した事故等のレベルや関わった当事者などに応

じて様々な用語が使用されている．しかし，それぞれの用語の定義は，国および医療機関・医療関係団体において若干の相違が認められる（表7-1）．これらの用語の定義に基づいて事例収集がなされ，個々の事例解析が行われる．

表7-1 医療過誤，医療事故等関連用語の定義

	ヒヤリ・ハット	インシデント	アクシデント	医療過誤	医療事故
厚生労働省（2002）	「インシデント」と同義．	日常診療の場で，誤った医療行為などが患者に実施される前に発見されたもの，あるいは誤った行為が実施されたが，結果として患者に影響を及ぼすに至らなかったもの．	医療事故に相当．	医療事故の発生の原因に，医療機関・医療従事者の過失があるもの．	医療に関わる場所で医療の全過程において発生する人身事故一切を包含する．医療従事者が被害者である場合や廊下で転倒した場合のように医療行為とは直接関係しないものも含む．
日本薬剤師会（2005）	患者に健康被害が発生することはなかったが，"ヒヤリ"としたり，"ハッ"とした出来事．			（調剤過誤）薬剤師の過失により起こったもの．調剤の間違いだけでなく，薬剤師の説明不足や指導内容の間違い等により健康被害が発生した場合も含む．	（調剤事故）医療事故の一類型．調剤に関連して，患者に健康被害が発生したもの．薬剤師の過失の有無を問わない．
国立大学医学部附属病院医療安全管理協議会（2007）	患者に被害が発生することはなかったが，日常診療の現場で，"ヒヤリ"としたり，"ハッ"とした出来事をいう．				疾病そのものではなく，医療を通じて発生した患者の有害な事象をいい，医療行為や管理上の過失の有無を問わない．合併症，医薬品による副作用や医療機器・材料による不具合も含む．
日本医師会（2007）		実際には起こらなかったのだが，もしかすると事故や傷害を起こしたかもしれない偶発的事例．	実際に患者に損失を与えた事故．		診療の過程において患者に発生した望ましくない事象．医療提供者の過失の有無は問わず，不可抗力と思われる事象も含む．

(2) 医療事故情報収集等事業，ヒヤリ・ハット事例収集等事業

　国は，医療過誤，医療事故等の発生予防および再発防止を目的として，医療事故の報告制度を整備してきた．2001年にはヒヤリ・ハット事例収集等事業を，2004年には医療事故情報収集等事業を開始した．2004年以降はこれらを統合し，公益財団法人日本医療機能評価機構（Japan Council for Quality Health Care：JQHC）が収集・分析および公表を行っている．2017年12月末現在，医療法施行規則で定められた報告義務のある276施設（①国立研究開発法人および国立ハンセン病療養所21施設，②独立行政法人国立病院機構の開設する病院143施設，③学校教育法に基づく大学の附属施設である病院（病院分院を除く）108施設，④特定機能病院（上記①〜③と重複している施設を含む）84施設）と任意参加の約750施設の計約1,000施設から報告を収集している（表7-2，表7-3）．報告する事例の範囲は以下となる．

1) 誤った医療または管理を行ったことが明らかであり，その行った医療または管理に起因して，患者が死亡し，もしくは患者に心身の障害が残った事例または予期しなかった，もしくは予期していたものを上回る処置その他の治療を要した事例．
2) 誤った医療または管理を行ったことは明らかでないが，行った医療または管理に起因して，患者が死亡し，もしくは患者に心身の障害が残った事例または予期しなかった，もしくは予期していたものを上回る処置その他の治療を要した事例．
3) 上記のほか，医療機関内における事故の発生の予防および再発の防止に資する事例．

　報告された医療事故を分析し，再発防止のために周知すべき情報を「医療安全情報」として公開している（図7-2）．2017年の医療事故報告件数は4,095件であり，そのうち「薬剤」に関する医療事故が353件と全体の約8.6％を占めていた．

　また，2017年のヒヤリ・ハット報告件数は889,431件中，「薬剤」に関するものが291,333件と最も多く全体の約32.8％を占めていた．ヒヤリ・ハット事例として報告する情報の範囲は以下となる．

1) 医療に誤りがあったが，患者に実施される前に発見された事例．
2) 誤った医療が実施されたが，患者への影響が認められなかった事例．または軽微な処置・治療を要した事例．ただし，軽微な処置・治療とは，消毒，湿布，鎮痛剤投与等とする．
3) 誤った医療が実施されたが，患者への影響が不明な事例．

　これら「薬剤」に関する医療事故やヒヤリ・ハットを防止するためには，薬剤師の積極的なはたらきかけが重要と考えられる．

表7-2 医療事故報告内容と件数（2017年1～12月）

事故の概要	件数	%
薬剤	353	8.6
輸血	10	0.2
治療・処置	1,094	26.7
医療機器等	98	2.4
ドレーン・チューブ	279	6.8
検査	183	4.5
療養上の世話	1,640	40.0
その他	438	10.7
合計	4,095	100.0

表7-3 ヒヤリ・ハット報告内容と件数（2017年1～12月）

	誤った医療の実施の有無			件数	%
	実施なし		実施あり		
	影響度（当該事例の内容が仮に実施された場合）				
	死亡もしくは重篤な状況に至った	濃厚な処置・治療が必要である	軽微な処置・治療が必要もしくは不要			
薬剤	1,571	5,857	89,269	194,636	291,333	32.8
輸血	120	300	1,777	3,200	5,397	0.6
治療・処置	450	2,149	12,555	36,891	52,045	5.9
医療機器等	337	896	9,616	17,336	28,185	3.2
ドレーン・チューブ	598	1,731	23,622	103,863	129,814	14.6
検査	441	1,990	27,133	50,836	80,400	9.0
療養上の世話	536	3,366	50,258	139,075	193,235	21.7
その他	991	2,839	47,668	57,524	109,022	12.3
合計	5,044	19,128	261,898	603,361	889,431	100.0

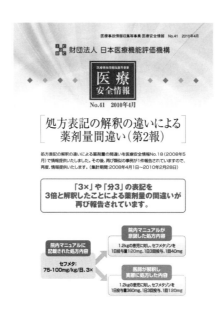

図 7-2 医療安全情報事例

　一方，2009 年より薬局ヒヤリ・ハット事例の収集分析事業についても JQHC で実施し，医療機関と薬局で発生する事例を一元的に収集している（表 7-4）．報告されたヒヤリ・ハット事例から広く医療安全対策に有用な情報として共有することが必要であると思われる事例を「共有すべき事例」として，また個別のテーマについて分析を行い「薬局ヒヤリ・ハット分析表」として公開している（図 7-3，図 7-4）．2017 年の報告件数は 6,084 件であり，その内訳が「調剤」に関するものが 3,823 件，「疑義照会」に関するものが 2,234 件と両者で占められている．「疑義照会」に関するヒヤリ・ハット件数が年々増加しており，これらを防止するためには処方内容に踏み込んだ薬剤師の役割が重要と考えられる．

表 7-4　薬局ヒヤリ・ハット事例報告件数

	2009 年*	2010 年	2011 年	2012 年	2013 年**	2014 年	2015 年	2016 年	2017 年
参加薬局数	1,774	3,458	6,055	7,242	7,892	8,297	8,652	8,873	10,400
報告薬局数	159	582	726	798	661	537	574	614	1,062
報告内容（件）									
調剤	1,343	12,222	7,471	6,424	5,017	4,594	3,727	3,561	3,823
疑義照会	107	656	601	730	782	789	1,040	1,359	2,234
特定保険医療材料	10	23	5	9	15	16	9	13	25
医薬品の販売	0	3	5	3	6	0	3	6	2
合計（件）	1,460	12,904	8,082	7,166	5,820	5,399	4,779	4,939	6,084

*4 月～12 月の集計
**7 月 22 日～9 月 16 日まで本事業のシステム停止

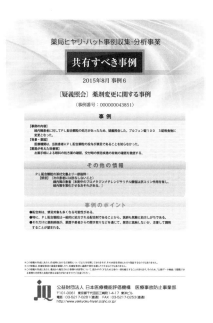
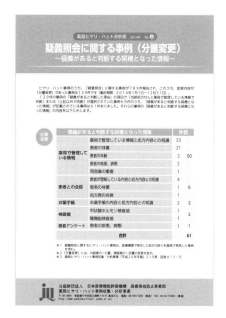

図 7-3　共有すべき事例　　　　　図 7-4　薬局ヒヤリ・ハット分析表（疑義照会に関する事例）

(3) 医薬品，医療機器等による副作用等に関する報告の収集

　国は，副作用等の情報集積とその分析ならびに迅速な情報提供を目的に独立行政法人医薬品医療機器総合機構（Pharmaceuticals and Medical Devices Agency：PMDA）を 2004 年に設立した．PMDA は，企業または医療機関から市販後の医薬品，医療機器等による副作用等に関する報告を迅速かつ効率的に収集し，また海外の規制当局などの情報，学会・研究報告等から必要な安全性情報を幅広く収集・整理し，厚生労働省とそれぞれ共有する．収集した情報は，緊急に対応が必要な案件はないか，医療上のリスクとベネフィットのバランスは保たれているか，最善の安全対策として何をすべきか等の観点から，科学的分析や企業へのヒアリング，専門家への意見聴取などを通じ，医薬品，医療機器等の安全対策立案のための調査・検討を行い，必要に応じて審査部門や救済部門，厚生労働省とも連携して，添付文書「使用上の注意」の改訂や注意喚起情報「緊急安全性情報（イエローレター）」および「安全性速報（ブルーレター）」の作成指示等の的確な安全対策が行われる（図 7-5，図 7-6，図 7-7）．

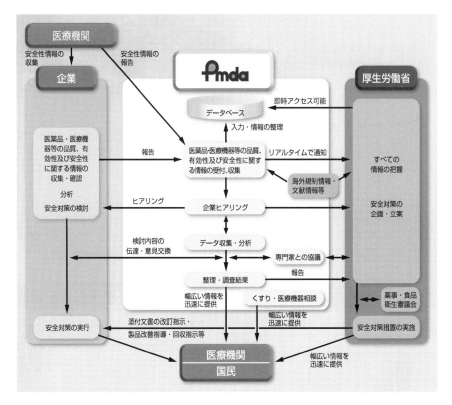

図 7-5　PMDA による医薬品等安全対策の流れ
(PMDA の業務紹介 (2016-2017) より引用)

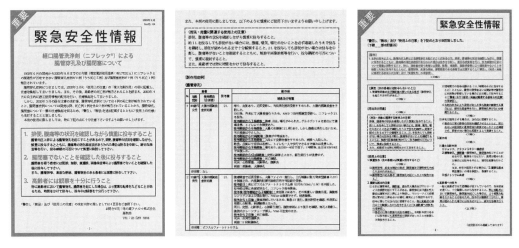

図 7-6　製薬企業が作成した緊急安全性情報（イエローレター）

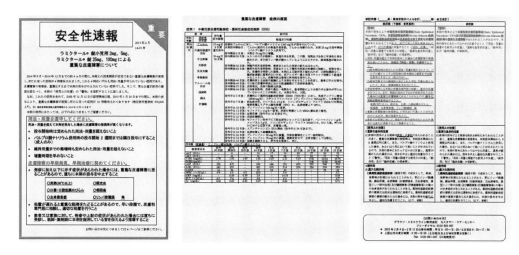

図 7-7　製薬企業が作成した安全性速報（ブルーレター）

　PMDA が収集した国内外からの医薬品による副作用等に関する報告件数を表 7-5 に示した．報告件数はいずれの報告も増加傾向にあり，PMDA が中心となった医薬品による副作用等に関する収集システムが医薬品等の品質，有効性および安全性の確保に重要な役割を果たしている．医薬品，医療機器等の安全性確保に関する情報の公開も進められている．

表 7-5　PMDA への医薬品副作用等の報告件数

	平成 23 年度	平成 24 年度	平成 25 年度	平成 26 年度	平成 27 年度
企業報告（国内）	36,741	41,413	38,427	49,276	51,065
企業報告（国外）	220,455	261,862	266,539	300,216	345,193
医薬関係者	5,231	4,147	5,420	6,180	6,129

（PMDA の業務紹介（2016-2017）より引用）

7-1-2　薬剤師業務の流れ（リスクマネージメント）

　近年，薬剤師が行う業務はその範囲が大きく広がっている．その中でも基本的な業務である「調剤業務」は複数の工程を介することから各々が適正に実施されるためには注意すべきポイントがある．調剤業務の流れと注意すべきポイントを図 7-8 に示した．

124

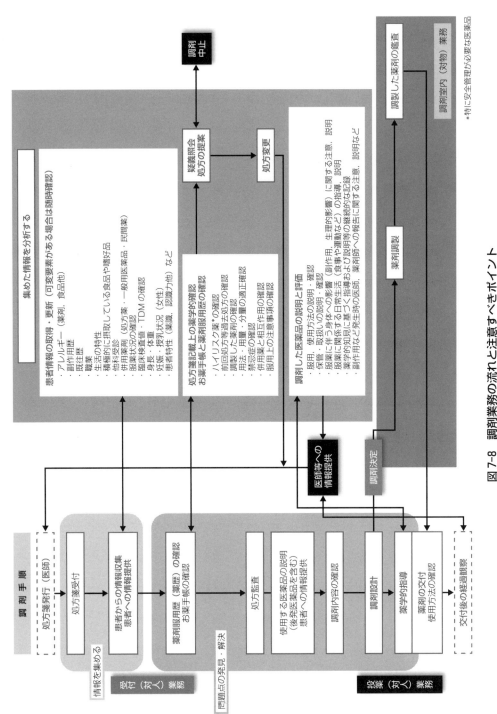

図 7-8 調剤業務の流れと注意すべきポイント
(日本薬剤師会編 (2018) 第十四改訂 調剤指針, p.5, 薬事日報社.)

職業，嗜好，アレルギー歴，副作用歴や妊娠の有無（女性）など患者基礎情報の収集とともに薬剤服用歴の確認は処方監査において処方された薬剤が適正かを判断する際に重要な情報となる．処方された薬剤の用法・用量や併用薬との相互作用など処方監査および薬剤調製時に確認を行う必要があり，必要に応じて医師への疑義照会を適切に実施することが重要となる．薬剤を適正に調製した後に患者への予薬の際には服用・使用において必要な説明や確認を行い，患者が適切に薬剤を使用可能となるように配慮する必要がある．これらの一連の確認については複数の薬剤師が相互に実施することが望ましく，各施設においてその実施に様々な工夫がなされている．

7-2 クリニカル クエスチョン

問1　医療事故について説明しなさい（400字）．
問2　緊急安全性情報について説明しなさい（400字）．
問3　調剤業務とリスクマネージメントについて説明しなさい（400字）．

7-3 演習問題

問1　「ヒヤリ・ハット」を説明する内容として適切なのはどれか．次の中から1つ選べ．
　1. 医療に関わる場所で医療の全過程において発生する人身事故
　2. 実際に患者に損失を与えた事故
　3. 患者に健康被害が発生することはなかったが，"ヒヤリ"としたり，"ハッ"とした出来事
　4. 診療の過程において患者に発生した望ましくない事象

問2　医療事故等関連用語「医療過誤」の説明のキーワードとして適切なのはどれか．次の中から2つ選べ．
　1. 過失　　2. 不可抗力　　3. 医療従事者　　4. ヒヤリ・ハット　　5. 調剤

問3　公益財団法人日本医療機能評価機構（Japan Council for Quality Health Care：JQHC）が行う医療事故情報収集等事業に報告義務がある医療機関はどれか．次の中からすべて選べ．
　1. 大学病院　　2. 民間の医療法人　　　　3. 特定機能病院
　4. 公立病院　　5. 国立がん研究センター中央病院

Column: JQHCの「医療安全情報」

　JQHCが2006年12月から提供を開始した事業であり，2017年6月現在，No.127まで提供されている．提供方法は，医療事故情報やヒヤリ・ハット事例の報告義務施設または任意報告施設として本事業に参加する医療機関や受信を希望した医療機関など毎月1回約6,000の医療機関にファックスで送付されている．「医療安全情報」は，医療の現場で忙しく業務に従事する人々が手軽に活用できる情報として，A4サイズ2枚程度に情報量を絞り込み，イラストや表を入れるなど視認性に配慮されている．過去から最新の情報まですべてがJQHCのホームページにも公開され，いつでも迅速に「医療安全情報」を入手することができる．

　今までに提供された内容別カテゴリーの情報件数は，「薬剤」が45件（35.4％），「治療・処置」が17件（13.4％），「医療機器等」が15件（11.8％）の順に情報が提供されている．2年単位の推移においても，「薬剤」に関する情報提供件数が常に最も件数が多い．

カテゴリー	2006〜2007年	2008〜2009年	2010〜2011年	2012〜2013年	2014〜2015年	2016〜2017年	合計
薬剤	6	10	7	8	9	5	45
輸液	1	0	0	0	0	1	2
治療・処置	2	3	5	1	3	3	17
医療機器等	1	5	2	2	4	1	15
カテーテル・ドレーン	0	1	1	3	0	0	5
検査	1	0	2	4	2	2	11
療養上の世話	1	1	1	1	1	2	7
まとめ	0	3	4	4	4	4	19
その他	1	1	2	1	1	0	6

Case 8 薬物中毒

Case 8

患者

20歳代，女性．1人暮らし．

大学を卒業後，大手金融機関に就職．窓口業務を担当し約1年となるが普段から緊張と不安を強く感じながら仕事に従事していた．退社後，自宅に帰ってからも緊張と不安が解消しないことから夜間もなかなか就寝できずに常に睡眠不足で疲労感を感じていた．

現病歴

1か月前に勤務先近くのクリニックを受診した．不安感が強いことから神経症と診断され，抗不安薬（エチゾラム）の投与を開始した．昨日，クリニックに2度目の受診をした．睡眠不足の解消が認められないことから，睡眠導入薬（ブロチゾラム）を就寝前に追加服用する旨を主治医から伝えられた．自宅に帰宅後，昨夜22時頃ブロチゾラムを1錠服用したが睡眠に至らないことから，23時に2錠さらには24時に5錠を追加服用した．翌朝，勤務先への連絡もなく出勤しなかったため心配した同僚が夕方本人自宅を訪れたところ，寝室で意識が不明瞭な状態で横になっているのを発見し，大学病院に救急搬送となった．

処方箋

エチゾラム錠 0.5 mg　　1回1錠（1日3錠）
　　1日3回　　朝昼夕食後　　30日分
ブロチゾラム錠 0.25 mg　　1回1錠（1日1錠）
　　1日1回　　就寝前　　30日分

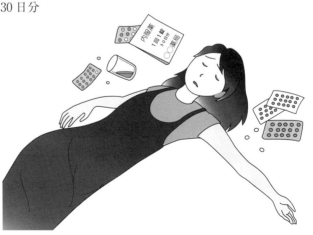

本章の目標
- 患者・生活者の健康回復と維持，生活の質の向上に薬剤師が積極的に貢献することの重要性を説明できる．
- ベンゾジアゼピン系薬の薬理作用および臨床応用について理解する．
- 薬物乱用防止における薬剤師の役割と重要性について理解する．
- 劇薬，毒薬，麻薬，向精神薬および覚せい剤原料等の管理と取り扱いについて理解する．

キーワード

医薬品の適正使用，ファーマシューティカルケア，健康管理，薬物乱用防止，自殺防止，多職種連携，チーム医療，医薬品供給体制，薬学的管理

8-1 キーワードの解説

8-1-1 医薬品（ベンゾジアゼピン系薬）の適正使用

(1) 作用時間による分類と臨床での適応

Case8の患者に処方されたエチゾラムおよびブロチゾラムはベンゾジアゼピン（benzodiazepine：BZ）系薬である．BZ系薬は，主に大脳辺縁系のGABA$_A$受容体-Cl$^-$チャネル複合体のBZ結合部位に結合し，γ（gamma）-aminobutyric acid（GABA）のGABA$_A$受容体に対する親和性を増加させ，Cl$^-$の細胞内流入を増加させることで結果的に抑制性神経機能が亢進し催眠作用を発揮する．GABA$_A$受容体はαサブユニットが2つ，βサブユニットが2つ，γサブユニットが1つの計5つのサブユニットから構成されている．αサブユニットはα$_1$～α$_6$があり，α$_1$を有するものはω$_1$受容体，α$_2$，α$_3$，α$_5$を有するものがω$_2$受容体である．α$_1$は鎮静・催眠作用，α$_2$，α$_3$，α$_5$は抗不安・筋弛緩作用に関与するため，非BZ系のゾルピデムのような選択的ω$_1$BZ受容体拮抗薬は筋弛緩作用が弱く転倒のリスクが低いと考えられている．また，BZ系薬剤は弱い抗コリン作用と筋弛緩作用を有することから，急性狭隅角緑内障と重症筋無力症の患者には禁忌である．

BZ系薬は不眠症の第一選択薬であり，その血中濃度半減期により超短時間作用型・短時間作用型・中時間作用型・長時間作用型に分類される（表8-1）．これらは不眠の種類により臨床での適応が異なり，超短時間・短時間作用型は入眠困難型不眠に，長時間作用型は早朝覚せい型不眠に，中時間作用型は複合型不眠に用いられる．なお，ブロチゾラムは半減期7時間であり，短時間作用型に分類される．また，経口摂取後1.5時間で最高血中濃度に達することから，Case8の患者ではブロチゾラムの連用と摂取量の増加に伴い体内に薬剤が蓄積し血中濃度が上昇し昏睡状態となったと考えられる．なお，健康成人の場合，催眠作用は経口投与後15～30分で出現し，7～8時間で消失する．

Case8のような神経症の患者にはBZ系抗不安薬が第一選択薬である．エチゾラムはBZ系抗

不安薬であり，一般に神経症の持続症状には分割投与で数日～数週にわたって投与し，パニック発作には頓用で投与する．不眠・うつ・その他にも適応症があるため，その処方意図を正しく理解する必要がある．エチゾラムもブロチゾラム同様に抗コリン作用があるため，急性狭隅角緑内障患者および重症筋無力症患者には投与禁忌である．

表 8-1 BZ 系の半減期による分類（各薬剤添付文書より）

分類	一般名	半減期（hr）
超短時間作用型 （約 6 時間以内）	ミダゾラム	1.8～6.4
	トリアゾラム	2.9
短時間作用型 （約 12 時間以内）	エチゾラム	6.3
	ブロチゾラム	7
	リルマザホン	10.5
	ロルメタゼパム	10
中時間作用型 （約 40 時間以内）	ニメタゼパム	21
	フルニトラゼパム	24
	エスタゾラム	24
	ニトラゼパム	28
	クアゼパム	36
長時間作用型 （約 60 時間以上）	フルラゼパム	65
	ハロキサゾラム	85

(2) 副作用

超短時間作用型・短時間作用型では，健忘・せん妄が生じやすい．特に，一過性前向性健忘のような，服用後から寝るまでの記憶や中途覚せい時の記憶がないといった症状を呈する場合がある．長時間型では持ち越し効果（薬の効果が翌日まで持ち越し，ふらつきなどが残ること）を生じるおそれがある．また，作用時間の短い BZ 系薬物では，連用し睡眠コントロールがよくなってから急に服薬を中止すると服用前よりひどい不眠に襲われること（反跳性不眠）がある．BZ 系薬物は数か月の連用で身体依存を生じうるので，中止する場合は退薬症候（不安・不眠・焦燥・振戦など）を避けるため自己判断や急激な中断はしないようにする．

(3) 過量投与と解毒薬

BZ 系薬物の過量投与では，発見時に患者が昏睡状態であることが多いので病歴を聞き出すことはしばしば困難である．そのため，緊急時同伴者や家族への患者の常用薬の聴取やお薬手帳の確認が大変有用である．また，既往歴によってはその解毒薬が投与禁忌となることもあるため注意を要する．身体所見として，BZ 系薬剤単独の経口摂取の典型例では，昏睡状態を認めるもののバイタルサインは正常であることが多い．BZ 系薬剤は過量投与してもそれ自体単独では致命的な呼吸抑制や循環障害を起こすことは少なく，安全性が高い（安全係数が大きい）とされる

が，救命時に生じる二次的な症状（誤嚥性肺炎等）など致命的なケースにつながることも少なくない．また，BZ系薬物はオーバードーズ（過量服薬）による自殺企図などに用いられる代表的な薬剤であり，日本のみならず欧米諸国でも社会問題となっている．

　BZ系薬剤の過量投与には，胃洗浄，活性炭の使用による体内吸収の防止・抑制や，鎮静の解除および呼吸抑制の改善を目的としてBZ受容体拮抗薬であるフルマゼニル注射液の投与を行う．フルマゼニルはBZ受容体に結合してBZ類の生物学的作用に拮抗するが，自身は生物学的作用を欠いているか，または微弱であると考えられている．フルマゼニルは長期間BZ系薬剤を投与しているてんかん患者では痙攣を生じるおそれがあるため禁忌となっているので注意を要する．フルマゼニルは，初回は 0.2 mg を緩徐に静脈内投与し，その後4分以内に望まれる覚せい状態が得られない場合にさらに 0.1 mg を追加投与する．以後，必要に応じて 0.1 mg/min 間隔で総投与量 1 mg まで，ICU領域では 2 mg まで投与を繰り返す．また，BZ系薬剤によってはフルマゼニルよりも消失半減期が長いものもあるため，これらの薬剤を特に高用量投与していた場合には本剤投与により一度覚せいした後もBZ系薬物の作用が再出現する可能性もあるので患者を十分観察する必要がある．また，過量服薬により二次的な誤嚥性肺炎や横紋筋融解症，急性腎不全などに陥り，それが引き金となって死亡するケースもあるため，決して油断してはならない．

8-1-2　薬物乱用防止

(1) 薬物乱用と学校薬剤師

　文部科学省の学校保健安全法の定めるところにより，「大学以外の学校」には学校薬剤師を設置することとなっている．なお，薬機法第7条第3項により薬局の管理者であっても兼務が認められている．また，学校保健安全法に基づく具体的職務は以下であり，具体的な業務は施行規則第24条に定められている（表8-2）．

　① 環境衛生の検査
　② 学校保健計画および学校安全計画の立案に参与
　③ 医薬品・毒物・劇物の管理に必要な指導と助言
　④ 健康相談
　⑤ 保健指導

　近年，青少年の間でも麻薬・覚せい剤・危険ドラッグの乱用が問題になっており，深刻な情勢が続いている．そのため，学校薬剤師は薬物乱用防止指導員と協力し，薬物乱用防止教育の一層の充実強化をはかる必要がある．薬物乱用防止の啓発活動として，学校薬剤師は主に以下のような活動に協力している．

・中学校・高等学校において少なくとも年1回開催される薬物乱用防止教室に協力する
・外部講師に対する講習会の開催
・小学校・中学校・高等学校などへの薬物乱用防止教育教材の作成と配布

表 8-2　学校保健安全法施行規則（学校薬剤師の職務執行の準則）

第 24 条　学校薬剤師の職務執行の準則は，次の各号に掲げるとおりとする．
1　学校保健計画及び学校安全計画の立案に参与すること．
2　第 1 条の環境衛生検査に従事すること．
3　学校の環境衛生の維持及び改善に関し，必要な指導及び助言を行うこと．
4　法第 8 条の健康相談に従事すること．
5　法第 9 条の保健指導に従事すること．
6　学校において使用する医薬品，毒物，劇物並びに保健管理に必要な用具及び材料の管理に関し必要な指導及び助言を行い，及びこれらのものについて必要に応じ試験，検査又は鑑定を行うこと．
7　前各号に掲げるもののほか，必要に応じ，学校における保健管理に関する専門的事項に関する技術及び指導に従事すること．
　2　学校薬剤師は，前項の職務に従事したときは，その状況の概要を学校薬剤師執務記録簿に記入して校長に提出するものとする．

(2) 薬物乱用防止に関する対応事例

　例として，日本薬剤師会は，青少年の成長過程の早期からの教育が薬物乱用の根絶に最も有効な手段であるとの考えに立ち，薬物乱用防止啓発活動を重要な課題の 1 つに掲げ，厚生労働省，文部科学省，日本学校保健会，麻薬・覚せい剤乱用防止センター等関係機関との連携をはかっている．「違法ドラッグ」などの薬物乱用防止啓発活動を推進するために，平成 24 年度より「公衆衛生委員会」を立ち上げ，学校薬剤師が行う一次予防である未然防止啓発活動に加え，国民に対する啓発活動を検討している．公衆衛生委員会では，違法ドラッグの作用や危険性，それによって個人や社会に与える影響等について，薬局・薬剤師が地域の住民に説明できる知識を持つ必要があることから，①違法ドラッグ乱用防止啓発用ポスター，②薬剤師等を対象とした違法ドラッグ乱用防止のための説明用パンフレットを平成 26 年 6 月に作成した．

　また，学校薬剤師による一次予防がある一方で，実際には向精神薬の多剤服用や多量処方，犯罪への利用は依然問題となっている．BZ 系薬剤はバルビツール酸系薬剤に比べて依存性が低いとされるが，連用による依存性は生じるのが現状である．この問題に対し，本症例での処方薬であるエチゾラムは，厚生労働省告示第 365 号に基づき 1 回 30 日分を限度として投薬することとなった（平成 28 年 10 月 13 日付）．さらに，平成 22 年 9 月の厚生労働省「自殺・うつ病等対策プロジェクトチーム」の過量服薬への取り組みとして，「薬剤師の活用」が提言された．これにより，「薬剤師は過量服薬のリスクの高い患者のゲートキーパー」として活躍することが求められている．患者の多くは，処方薬を受け取る場合に薬剤師と面会することとなるため，薬剤師は，過量服薬のリスクの高い患者を早期にみつけ出し，適切な医療に結びつけるためのキーパーソンとして重要な役割を担うと考えられる．例えば，薬局を訪問する患者の中で，向精神薬等を長期に処方されている患者については，薬剤師から，患者に対して「よく眠れているか」，精神科を受診していない患者には「精神科を受診しているか」などの声かけをすることや，必要に応じて処方医に疑義照会を行うなど，患者が適切な精神科医療を受けられるよう医療従事者間の連携を深めるといった役割が期待される．このため，薬剤服用歴やお薬手帳などから向精神薬乱用が疑われる患者に対する声かけや処方医への疑義照会などを積極的に行えるようにし，過量服薬のリスクの高い患者を早期に発見できるよう，薬剤師に対する向精神薬，睡眠薬，市販薬の誤用等と自殺行動に対する知識や研修機会の提供が必要であるとしている．

また，フルニトラゼパムは，飲食物に混入されるなど犯罪に悪用されることも多くあることから，その防止策として錠剤の色の変更（白色から淡青色へ変更）が行われた．これは平成27年7月1日付で医薬食品局審査管理課長，安全対策課長および監視指導・麻薬対策課長の連名で，各都道府県等衛生主管部(局)長宛に「フルニトラゼパム製剤の着色錠の使用に当たっての留意事項について」を発出したことによる．その使用に当たって留意するよう医療機関等に対して周知するよう要請するとともに，向精神薬卸売販売業者に対しても適切に対応するよう指導を依頼したものである．

(3) 薬物中毒と対処法（解毒薬など）

　薬物中毒は，中毒原因物質によって症状や治療法が異なるため，原因物質の分析が治療方針を決定するうえでのカギとなる．特に，拮抗薬や解毒薬は救命につながることから，治療薬の備蓄や管理および原因物質特定の緊急性は非常に重要かつ高いものである．薬剤師は原因物質の分析を行い，薬物相互作用を含めた薬物動態学的観点から測定結果を解析し，さらに原因物質の毒性，中毒症状や解毒薬・拮抗薬などに関する情報提供により中毒患者の診断や治療支援に貢献することができる．薬剤師の分析結果と中毒症状や臨床検査データを医療チームが共有することにより最適な治療法を選択することができる．

　中毒原因物質の分析は，生体試料として血液，尿，胃内容物（吐瀉物・胃洗浄液）などが用いられる．時間経過や治療開始により原因物質の検出が困難になるため，迅速に試料採取を行う．また，救急隊員や家族，本人の説明，事故現場の状況報告は，大変有用な情報であり，正確な分析につながる．

　生体試料はまずスクリーニング定性分析に用いられ，原因物質の検出が行われる．この際には免疫測定法，薄層クロマトグラフィー，高速液体クロマトグラフィーなどを用いて迅速に検出する．続けて最終的な原因物質の確定および定量分析として，血中濃度測定用の蛍光偏光免疫測定法，液体クロマトグラフィー，ガスクロマトグラフィーなどを用いる．

　中毒治療の基本は，救命のための体温，呼吸，循環管理に加え，消化管からの吸収の阻止（催吐刺激，消化管除染），吸収された薬物の除去（血液浄化，強制利尿），原因物質特異的治療（拮抗薬，解毒薬投与）がある．以下に代表的な処置法（表8-3）と解毒薬（表8-4）を示す．

表 8-3　薬物中毒などの処置法

処置法	特　徴
強制利尿	尿量を増加させる治療法．尿量が 250～500 mL/時になるよう，輸液負荷と利尿薬（フロセミドなど）で毒薬物の排泄を促す．腎排泄しやすい，分布容積が小さい，タンパク結合率が小さい毒薬物などで有効．主にサリチル酸とフェノバルビタール中毒で実施される．
血液浄化法	血液透析法，血液吸着法などがある．前者は半透膜を介し濃度勾配に従った拡散のメカニズムを利用した浄化法であり，分子量が小さく，タンパク結合率が低い，水溶性の高い薬物で選択される．一方，血液吸着法は血液を活性炭などのカラムに直接通し原因物質を吸着させる方法で，分子量やタンパク結合率，水溶性に左右されず，濃度勾配の影響もないため低血中濃度でも除去が可能である．
胃洗浄	胃内に残存する毒薬物を胃管により回収する方法．1 時間以内に実施するのが望ましい．気道内への誤嚥，食道・胃の損傷防止・活性炭の併用（吸着する毒薬物の場合）に注意を要する．服用から時間の経っていない液体の中毒物質に対しては催吐よりも有効である．
活性炭	活性炭は多くの物質と結合する吸着材であり，それ自身は消化管から体内に吸収されない．消化管に吸収されていない薬物を吸着し，吸収を遅らせることができる．すでに吸収された薬物や非経口投与の薬物の体外排泄を促進する作用もある．低分子で極性が高い物質は吸着できないため，メタノールにはほとんど吸着しない．
緩下剤	活性炭と吸着した毒薬物の腸内滞在時間を短くするため，活性炭と併用することが推奨されている．

（日本中毒学会 web サイトを参考に作成）

表 8-4　薬物原因物質と解毒薬

	中毒原因物質	解毒薬	特徴
医薬品	ベンゾジアゼピン系	フルマゼニル	ベンゾジアゼピン受容体への競合拮抗
	フェノバルビタール	炭酸水素ナトリウム	フェノバルビタールの分子形分率の低下に伴う尿中排泄促進
	炭酸リチウム	利尿薬（マンニトールなど），補液	電解質補正を行いながら利尿薬での排泄
	メトトレキサート（MTX）	ホリナートカルシウム，水分補給と尿アルカリ化（炭酸水素ナトリウム）	ホリナートカルシウムが活性型葉酸となり MTX の作用に拮抗するとともに，水分と尿アルカリ化により排泄を促進する
	アセトアミノフェン	アセチルシステイン	グルタチオン抱合促進
	モルヒネ	ナロキソン塩酸塩	オピオイド μ 受容体に拮抗
	ヘパリン	プロタミン硫酸塩	ヘパリンへの中和作用

表 8-4 (つづき)

	中毒原因物質	解毒薬	特徴
農薬	有機リン剤	プラリドキシムヨウ化物（2-PAM）	有機リン剤のリン酸エステル結合を切り，アセチルコリンエステラーゼを再賦活化する
	カルバメート剤 有機リン剤	アトロピン硫酸塩水和物	ムスカリン性アセチルコリン受容体に拮抗する
	タリウム	プルシアンブルー	タリウムと結合して腸管での吸収を抑制し排泄を促進する
化学用品・工業用品	メタノール	エタノール	メタノールよりもアルコール脱水素酵素やアルデヒド脱水素酵素との親和性が高い
	重金属（鉛，カドミウムなど）	エデト酸カルシウム二ナトリウム水和物（EDTA）	キレート形成
	ヒ素，水銀，鉛	ジメルカプロール（BAL）	2つのSH基と錯体を形成
	銅，鉛，水銀	ペニシラミン	キレート形成
	CN^-（シアン化物イオン）	チオ硫酸ナトリウム水和物	CN^-を低毒性のチオシアン酸イオン（SCN^-）に変換する
		亜硝酸アミル，亜硝酸ナトリウム	ヘモグロビンを酸化してメトヘモグロビンに変える

8-1-3 医薬品供給体制（向精神薬）

(1) 向精神薬とは

一般の医薬品と異なり，向精神薬は「麻薬及び向精神薬取締法」により規定されている．向精神薬の定義は「中枢神経に作用する薬物で，乱用されるおそれがあり，かつ乱用された場合，保健衛生上の危害や社会的な弊害を起こすおそれのあるもののうち，麻薬，覚せい剤，あへん，大麻を除くもの」とされている．向精神薬はその乱用の危険性と治療上の有用性により第1種，第2種，第3種に大別される．代表例を表 8-5 に示す．

表 8-5 向精神薬の分類

分類	例
第1種	メチルフェニデート塩酸塩，セコバルビタールナトリウムなど
第2種	フルニトラゼパム，ペンタゾシン塩酸塩，ブプレノルフィン塩酸塩など
第3種	エチゾラム，ブロチゾラム，トリアゾラム，ジアゼパム，ゾピクロンなど

(2) 法的な規制

向精神薬の取り扱いは「麻薬及び向精神薬取締法」により規制されている．貯蔵・陳列，事故，廃棄等について，それぞれ規制がなされている（表 8-6）．

表 8-6 向精神薬の規制

	取扱い
貯蔵・陳列	かぎをかけた設備内に保管（医療従事者が常時在室するなど以外）
事故	以下の数量以上の盗難・紛失の場合，速やかに都道府県知事に届け出 末・散剤・顆粒剤：100 g（包） 錠剤・カプセル剤・坐剤：120 個 注射剤：10 アンプル（バイアル） 内用液剤：10 容器 経皮吸収型製剤：10 枚
廃棄	焼却，希釈など 届け出不要（第1種・第2種は記録が必要）

　第1種および第2種については，譲渡，譲受または廃棄した向精神薬の品名および数量ならびにその年月日，譲受または譲渡の相手方の事業所の名称と所在地を記録し，その記録を2年間保存する．第3種は記録や記録の保管の必要はない．

　第1種向精神薬のメチルフェニデート塩酸塩は，取り扱う医師・医療機関・薬局は，第三者委員会（流通管理委員会）の登録が必要であり，卸売販売業者は，登録された医師・医療機関・薬局のみにメチルフェニデート塩酸塩を販売できる．また，処方箋を受け付けた薬局は，その処方箋が登録医師からの処方箋かどうかを確認してから調剤を行う（登録医師からの処方箋でない場合には調剤を拒否する）．このようにして流通管理を徹底することで，薬物乱用の防止をはかっている．

　また，向精神薬は1回の処方における投与期間に制限があり，14日，30日，90日と，それぞれ薬によって定められている．Case8で処方されているブロチゾラムとエチゾラムはいずれも上限が30日である．処方監査時には，投与期間の上限に間違いがないかも確認する必要がある．

　Case8の患者は，今回はじめてブロチゾラムを服用した（なお，エチゾラムは1か月前から服用を開始している）．薬局での服薬指導の際に，ブロチゾラムがはじめての服用であることを十分に考慮して効能・効果や用法・用量，副作用，効果発現までの時間や，追加で服薬をすることによる危険性などについて適切に説明し，患者の理解を確認する必要がある．患者は，おそらく薬を服用しても睡魔が来ないことに対する不安感や焦り，「寝なければ」という潜在的なプレッシャーがあった可能性もある．緊急搬送後，入院の可能性もある本症例だが，神経症の患者であることも十分鑑みての，長期にわたるファーマシューティカルケアが，患者の神経症や不眠からの回復への一助になると考えられる事例である．

8-2 クリニカル クエスチョン

問1　ベンゾジアゼピン系薬の薬理作用の特徴について説明しなさい（400字）．
問2　薬物乱用防止のため行政が行っている対応事例について説明しなさい（400字）．
問3　向精神薬の管理について説明しなさい（400字）．

8-3 演習問題

問1　ベンゾジアゼピン系薬の急性中毒の際に解毒薬として投与される薬物はどれか．1つ選べ．
　1．プラリドキシムヨウ化物　　2．ホリナートカルシウム　　3．フルマゼニル
　4．チオ硫酸ナトリウム　　　　5．アセチルシステイン

問2　学校薬剤師を配置しなくてはいけない学校はどれか．すべて選べ．
　1．幼稚園　　2．小学校　　3．中学校　　4．高等学校　　5．大学

問3　都道府県知事へ事故届の提出が必要となるのはどれか．2つ選べ．
　1．トリアゾラム錠10錠の紛失
　2．フェノバルビタール注10アンプルの紛失
　3．ブプレノルフィン塩酸塩坐剤100個の紛失
　4．ブプレノルフィン塩酸塩貼付剤100枚の紛失
　5．ジアゼパム細粒10gの紛失

Column　偽造処方箋を見抜け！

　近年，カラーコピーやPCを駆使した偽造処方箋により，医薬品を搾取する事件が増えている．IT化の進歩により精巧な偽造が可能となり，その技術や情報が迅速かつ広範に流布されている．偽造処方箋による医薬品の違法な搾取はそれ自体が犯罪であるばかりか，搾取された医薬品の転売や犯罪への利用など，危険性は多岐にわたる．このため，処方箋を受け取り，それに基づき薬を受け渡す薬剤師がいかにその問題を食い止めることができるかが重要となる．

　薬剤師法第24条により，「薬剤師は，処方せん中に疑わしい点があるときは，その処方せんを交付した医師，歯科医師又は獣医師に問い合わせて，その疑わしい点を確かめた後でなければ，これによつて調剤してはならない」とされており，処方箋確認の徹底と疑義照会が未然防止の重要な手立てとなる．具体的には，処方箋の外観（用紙サイズ，周囲を切り取った形跡，紙質等），記載内容全般（不自然な汚れや線，インクの色合いや不自然

な光沢，手書き部分の筆跡等），患者氏名・生年月日（保険証との一致等），保険医氏名欄（医療機関が実在するか，医師の押印が不自然でないか等），処方欄（不適切な内容でないか等），持ち込み時に不自然な点はないか等に注意を払う．偽造処方箋と判明した際には，患者へは偽造処方箋は返却せず（証拠保全），薬剤師会，保健所，警察への通報，保険者への通知（保険処方箋の場合）を速やかに実施する．処方箋の偽造を見抜く・見破る力は経験がものをいうかもしれない．しかし，それはいつどこで起こってもおかしくないという考えを念頭に，『観察力と洞察力』を養わなければならない．

〈事例〉

　神奈川県内在住の30代男性．平成20年12月分の調剤報酬明細書の保険者点検により1か所の医療機関から交付された処方箋により複数の薬局から保険請求があったことが判明．当該男性は過去に多重受診を繰り返し多量にデパス®等を入手しており，関係団体の間で情報を共有し対策をはかっていた．保険者による処方箋の偽造の形跡が確認され，多重受診・偽造処方箋の行使の範囲は同県内各所のみならず東京都にも及んでいた．対象薬剤（平成19年夏～平成20年12月）は，デパス®錠1 mg 3,426錠，メディピース錠1 mg 1,344錠，エチカーム錠1 mg 180錠，デゾラム錠1 mg 360錠（以上，成分名エチゾラム，後発品はエチゾラム錠に販売名変更済み），ソラナックス®錠0.8 mg 1,620錠（成分名アルプラゾラム）であった．平成21年2月保険者より給付制限措置，同年3月再度偽造処方箋を行使したため，薬局からの通報により現行犯逮捕された（偽造有印私文書行使）．（参考資料：薬剤師会・薬局のための偽造処方せん対策マニュアル（日本薬剤師会））

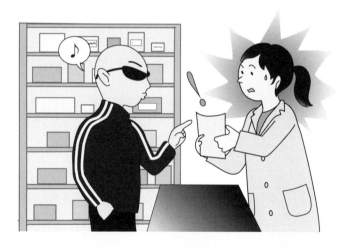

Case 9 災害への医療支援

Case 9

20xx年10月N県北部を震源とする震度6弱の地震が発生した．この地震でN県北部にある複数の基幹病院に対して医療支援が必要な事態となった．広範囲で強い揺れが起こったが，被害を免れたN県南部の薬剤師会ではN県北部薬剤師会の会営薬局に医療支援を行うことになった．N県南部の薬剤師会に所属し病院に勤務する薬剤師Hは，災害急性期に活動できる機動性を持ったトレーニングを受けた医療チームであるDMAT（disaster medical assistance team：災害派遣医療チーム）隊員として，被災地に派遣された．

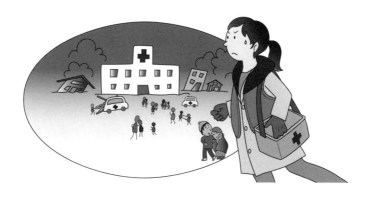

本章の目標
- 地域の保健，医療，福祉について，現状と課題を認識するとともに，災害時における薬剤師の役割とその意義を理解する．
- 災害時の薬局の役割について説明できる．
- 災害時における地域の医薬品供給体制・医療救護体制について説明できる．
- 災害時における保険薬局と病院薬局の連携について説明できる．

キーワード
救援活動，医薬品集積所，医療救護所，公衆衛生活動，災害用処方箋，災害用救急薬袋，お薬手帳

9-1 キーワードの解説

9-1-1 災害時の薬剤師が救援活動を行ううえでの留意事項

　被災地において救援活動を行ううえで最も重要なことは，被災者の救済を第一に考えることである．そのうえで，薬剤師としての自覚を持ち，被災地の都道府県薬剤師会の現地対策本部の指揮命令系統に従って行動する．その一方，誰かの指示を待つという態度ではなく，自ら仕事をみつけるぐらいの気持ちで活動すべきである．的確な状況判断，臨機応変な行動を伴うことは当然であるが，救援活動を行う医療チームのメンバー，被災地の薬局や薬剤師会との協調性を保つことが重要である．被災地の方々（もしくは薬局や薬剤師会等）や他のボランティアに負担や迷惑をかけるような行動は厳に慎むべきである．

【基本的な留意事項】
1. 自己完結型での出動を覚悟する．
2. 派遣先の現地災害対策本部や各医療チームの業務形態を把握する．
3. 基本的に被災地の現地対策本部の指揮下に入る．
4. 災害対策担当者等を中心とした業務を心がけ，自己中心的な行動は慎む．
5. 他の派遣者や被災者と争いごとを起こさないよう注意する．
6. 被災者支援のために用意されたあらゆるものの使用・利用を控える．
7. 被災者の精神的ケアを念頭に活動する．
8. 化粧や香水等は控えめにする．
9. 嗜好品（酒，たばこ）は公然と使用しない．
10. 個人的に被災者へ物資を供与しない．

【その他の留意事項】
1. 被災状況により，被災者の住所や電話番号等の連絡先がなくなっていることがある．
2. 1日3食の食事がとれない避難所では，「食後服用」等の用法指示に工夫が必要である．
3. 仮設トイレが不潔になりがちだったり，利用しにくかったりすることで，トイレに行く回数を減らすために水分摂取を控えている被災者が多くみられる．脱水症状や便秘を起こしたり，薬によっては危険なこともあるので，注意指導が必要となる．
4. 避難所生活が長期化した場合，日中不在となる避難者が多くなることもあり，医療チームや薬剤師の活動は，夕方も行うなどの工夫が必要となる．

9-1-2 災害時の薬剤師の救援活動

　大規模な災害時には，災害救助法に基づき，避難所や救護所が設置される．薬剤師による救護活動は，被災者への医薬品の提供のみならず，支援物資としての医薬品などの仕分け，災害医療チームへの参画，衛生状態の確保など，多岐にわたるものである（図9-1）．自治体や薬剤師会との連携下で，薬剤師が積極的に活動することが求められる．東日本大震災における被災地への医薬品等の供給については，薬業界全体で支援物資をまとめ，国など公的機関主体による緊急輸

送ルートを活用して届けることが，震災直後の物流の混乱期には最も適切であるとの判断のもと，厚生労働省医政局経済課が中心となり対応にあたった．厚生労働省同課は，医療用医薬品については日本製薬工業協会へ，一般用医薬品については日本OTC協会へ医薬品供給の要請を行い，両団体の加盟企業から提供された医薬品は首相官邸が調達したトラックにより被災3県へ輸送された．日本薬剤師会は，被災各県の薬剤師会から必要な医薬品の連絡を受け，厚生労働省同課と連絡・調整を行う役割を果たした．一般的に大震災の発生直後に必要となる医薬品は，主に外科的処置に必要な輸液，救急医療用の薬剤や衛生材料であるが，東日本大震災では津波による被害が甚大であったため，初期の段階から慢性疾患用の薬剤に対するニーズが高かった．

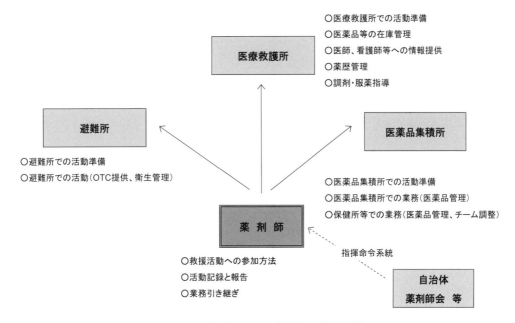

図9-1 災害時における薬剤師の救援活動
(平成23年度厚生労働科学研究「薬局及び薬剤師に関する災害対策マニュアルの策定に関する研究」研究班報告書より抜粋)

(1) 薬剤師の主な救援活動
　被災地における薬剤師の活動内容は，概ね以下のとおりである．
① 医薬品集積所における医薬品等の仕分け（薬効別分類），出入管理，品質管理，避難所・救護所等からの要望に応じた医薬品の供給
② 医療救護所や仮設診療所等における調剤および服薬説明
③ 医薬品使用に関する医師や看護師等への情報提供
　・医療救護所の限られた医薬品で最良の処方・治療ができるよう，医療救護所内の医薬品の在庫を把握し，医師に対し使用できる同種同効薬の選択・提案などを行う（処方支援）．
　・看護師等にも在庫医薬品に関する情報を提供する．
④ 使用薬等の聞き取り，医薬品の鑑別・特定，お薬手帳の活用
　・医療救護所での診察前に，被災者から平時に使用している慢性疾患使用薬を聞き取り，医薬

品の識別・特定を行い，お薬手帳へ医薬品名等を記載する．過去の薬剤服用歴がないことから，アレルギー歴・副作用歴等についても確認し，お薬手帳に記載する．
・医療救護所で調剤・交付した薬剤名等を，アレルギー歴・副作用歴とともにお薬手帳に記載し，他の医療救護班や医療機関で診察を受ける際には，お薬手帳を提示するよう勧める．

⑤ 医療救護所の設置されていない避難所に対する巡回診療への同行
⑥ 避難所における一般用医薬品の保管・管理および被災者への供給
・一般用医薬品で対応が可能と考えられる被災者に対しては，医療チームとの連携の下で薬剤師が症状等を聞き，適切な一般用医薬品を供給する．一方，一般用医薬品では対応が難しいと考えられる被災者に対しては受診を促す．
・避難所生活の長期化の影響に伴う栄養バランスの悪化に対し，総合ビタミン剤等の供給を行う．
⑦ 避難所における医薬品や健康に関する相談
・被災者のセルフメディケーション支援のため，医薬品をはじめ健康や食事に関する相談を受け，アドバイスを行う．
⑧ 公衆衛生活動（避難所における衛生管理および防疫対策への協力）

9-1-3 医療救護所における薬剤師の活動

大規模災害時には，自治体の指定した避難所に多くの被災者が集まり，また自治体の指定した避難所以外にも，自然発生的に多くの避難所ができあがる．これらのうち比較的規模の大きい避難所には医療救護所が設けられ，自治体や医療機関より派遣された医療チームにより医療救護活動が行われる．医療救護所においても医薬品は当然使用されるが，その医薬品は平時と異なり種類が限定される．また，医療チームにおいては医師が自らの専門科以外の患者に対応し，平時に使用したことのない銘柄の医薬品を使わざるを得ない．さらに，医療用医薬品の代替として一般用医薬品を活用せざるを得ない場合もある．被災地の医療救護活動において，薬剤師には，単なる調剤や服薬指導にとどまらず，医師等に対して医薬品の選択や同種同効薬について助言を行うなど，医薬品の適正使用に貢献する幅広い活動が要求される．医療救護所における薬剤師の具体的活動内容を以下に示す．

(1) 医療救護所での活動準備

実際に被災地に入り救援活動を行うに際しては，所属の医療機関の医療チームの一員としてではなく，薬剤師会活動に参加して医療救護所へ派遣され，現地で薬剤師を帯同していない医療チームに合流して活動することもある．したがって，現地で医療チームに合流した場合は，チーム内で緊密な連携をはかることが求められる．まずは，前任の医療チームや活動場所の責任者（管理者）と打合せを行い，以下の点を確認する．
1. 電気，水道，ガスなどのライフラインの状況
2. ライフラインの状況に応じた医薬品の保管・管理方法
3. 現地での医薬品等の補給方法
4. 医薬品集積所への発注方法等

5. 現地での他の医療チームの活動状況と，薬剤師どうしの連携がとれる手段
6. 地元薬剤師会の活動状況の確認と，連携して行える活動内容
7. 近隣医療機関の診療状況，保険薬局・病院薬局における調剤業務の状況と支援できる内容
8. 院外処方箋を応需できる保険薬局や，一般用医薬品・衛生材料の保管管理・交付・相談場所
9. 一般用医薬品を交付しやすいように分類し，避難者が直接手にとることができない場所での保管

(2) 医薬品等の在庫管理

薬剤師法第1条にもあるように，医薬品の供給は薬剤師の責務である．したがって以下に示すように，災害医療本部や薬剤師会より医療救護所に集積された医薬品等の仕分けや在庫管理は，災害発生時における薬剤師活動の最重要項目である．また同時に，都道府県薬剤師会医薬品備蓄センターなどを通じ避難所等へ提供される，一般用医薬品等の迅速な供給と在庫管理にも努めなければならない．

① 医療救護所内に医薬品の保管場所および調剤場所を確保する．
② 医薬品を調剤しやすいように分類し，医薬品ごとに適切な保管ができるように努める（要冷所保存，毒劇薬，睡眠薬等の向精神薬など）．
③ 調剤場所に調剤用物品を配置し，衛生的な環境を整え，医薬品の保管場所および調剤場所は関係者以外が立ち入ることのないよう工夫する．
④ 調剤した医薬品および補給した医薬品は毎日集計し，記録を作成し，救護所内にある医薬品の種類・数量は常に把握することで不足が予測される医薬品について補給の手配を行う．在庫に余裕があると判断できる場合には，医療救護所の設置されていない避難所への巡回診療用の医薬品および調剤用資材のセットを準備し，その他の医療チームから医薬品の援助要請があった場合は，可能な限り対応する．

(3) 医薬品使用に関する医師や看護師等への情報提供

医療救護所の限られた医薬品で最良の処方・治療ができるよう，医療救護所内の医薬品の在庫を把握し，医師に対し使用できる同種同効薬の選択・提案などを行う．看護師等にも在庫医薬品に関する情報を提供する．

(4) 使用薬等の聞き取り，医薬品の鑑別・特定，お薬手帳の活用

医療救護所での診察の前に，被災者から平時に使用している慢性疾患使用薬を聞き取り，医薬品の識別・特定を行い，お薬手帳へ医薬品名等を記載する（これにより医師は効率的な診察を行うことができ，多くの患者の診察が可能となる）．過去の薬剤服用歴がないことから，アレルギー歴，副作用歴等についても確認し，お薬手帳に記載する．医療救護所で調剤・交付した薬剤名等を，アレルギー歴，副作用歴とともにお薬手帳に記載し，他の医療救護班や医療機関で診察を受ける際には，お薬手帳を提示するよう勧める．被災者が処方薬を自己管理し，その後継続した薬物療法を受けることが可能となる．

(5) 医療救護所における調剤および服薬指導

　普段と異なる医薬品を使用することになる患者も多いため，十分な服薬指導を行う．特に糖尿病患者や喘息患者等への服薬指導は慎重に行う．非常事態ではあっても患者のプライバシーには配慮し，可能な限り巡回診療に同行し調剤・服薬指導を行い，医療チームのミーティングに参加する．この際，医療救護所で使用する災害用処方箋，災害用救急薬袋の書式や運用方法についても，見解を統一しておく（図 9-2，図 9-3）．

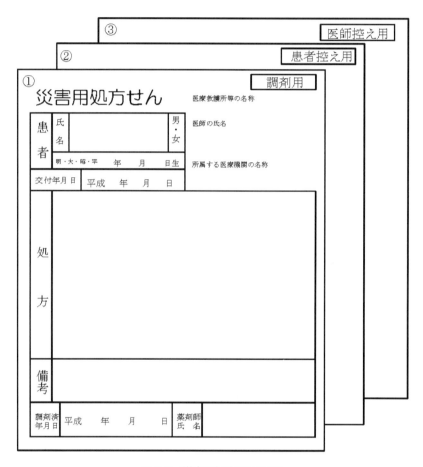

図 9-2　災害用処方箋の見本
（平成 23 年度厚生労働科学研究「薬局及び薬剤師に関する災害対策マニュアルの策定に関する研究」研究班報告書より抜粋）

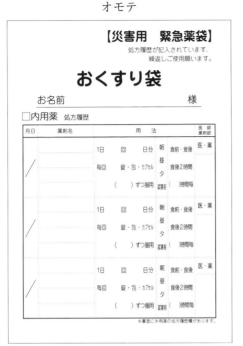
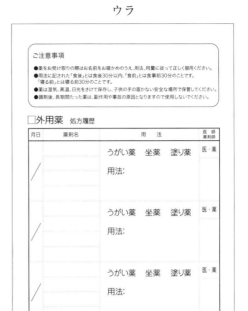

＊日付欄が複数あり繰り返し使用できる

図 9-3　災害用救急薬袋の見本
(平成 23 年度厚生労働科学研究「薬局及び薬剤師に関する災害対策マニュアルの策定に関する研究」研究班報告書より抜粋)

　医療救護所では冷蔵庫や天秤など，普段使っている機器が使えない可能性が非常に高いため，薬剤の選択に際しては保存や調剤の手間が少ないことが必要条件となる．また，短時間に限られた人手で大量の薬剤を仕分け・管理するためにも，よく知られている薬剤の方が望ましい．飲用水も潤沢にあるわけではないので，少ない水あるいは水なしで飲める剤型が使いやすい．

1. 一般調剤（内用薬・外用薬）
　調剤室の安全確保を優先する．まず，自分の安全を確保しなければならない．地震に備えて，薬品棚・書棚などの転倒防止策として，セパレート式の薬品棚をジョイント器具で固定し，薬品棚と天井を転倒防止金具で固定しておく．液剤や散剤の各棚は両端に伸縮性のばね紐を渡して，棚から薬瓶が転がり落ちないようにするとともに，錠剤棚にはロールスクリーンを掛けておく．

2. 停電への対応
　光源である懐中電灯などの非常灯は常に点検しておく．電気が止まった時の確認事項として，分包機やレセコンなどは，電気が止まると使用不能になるため，何がどのような状況で止まってしまったかを確認する．電気が止まった時の調剤は，最近の調剤室内のほとんどが電化されているため，電気が使えない時に代替機能を持つ道具を常に調剤室のわかりやすい場所に用意しておかなければならない．上皿天秤，分銅式秤，なければキッチンスケール（乾電池式），薬包紙，チャック付きビニール袋（小～大），薬匙，合匙，なければ計量スプーン，計量カップ，医薬品辞典，電子手帳（添付文書など医薬品の情報が入ったもの）などが必要となる．

3. 断水への対応

　停電しただけでも断水することがあるので，断水時に備え水の確保は普段より行っておく．精製水，飲料水ともある程度備蓄しておく．断水時に水剤等の調剤で使う水は，たくさんの水を使わないような工夫が必要である．配水車からの配水の受入れ容器（ポリタンク，折りたためる給水袋など）を常備する．

4. 調剤室外での一般調剤

　調剤室外で調剤を行う場合，調剤可能な，清潔で，外からもみえる隔絶された場所を確保するのが理想的である．秤量が必要な散剤・水剤をできるだけ避け，計数調剤のみで完了する薬剤を選択する．救護所において調剤する場合も，各種の医薬品を薬効別に整理し，代替調剤をしやすいように工夫する．

5. 注射薬調剤

　注射薬の調剤で通常使用するクリーンルーム，安全キャビネット，クリーンベンチは，災害現場で使用できる可能性が極めて低い．衛生面での問題を最小限にするため，注射薬調剤は，空気の流動の少ないところで実施する．複雑な混合は避け，キット製品を用いる処方設計となるよう処方医とあらかじめ調整を行う．調製者の手洗い，注射薬混合部位の消毒は，アルコール綿，ポピドンヨード等の確保があれば，当座の対応は可能である．災害時，特に冷蔵庫が稼働していないと冷所保存の薬剤の安定性は確保されない．常温保存可能な薬剤を優先して選択する．室温での注射薬の安定性に関する資料を収集し，患者・家族に情報提供しておくとよい．

6. 注射薬の供給

　在宅栄養療法を行っている患者では，必要な輸液は対応可能な薬剤師が配送する．徒歩による配送の可能性が大きいが，自転車やバイクの使用が可能であると効率的な配送が可能となる．注射薬の投与に際して，災害時には輸液ポンプが使用可能か確認する．いざとなれば，自然落下でも投与は可能であるので，パニックに陥ることのないよう留意する．点滴場所を確保し，通常の消毒が行われていれば，災害時であっても点滴に伴う処置に対しても衛生面では通常問題はない．

(6) 一般用医薬品の分類，管理，供給

　一般用医薬品・衛生材料の保管管理・交付・相談場所を確保し，一般用医薬品を交付しやすいように分類し，避難者が直接手にとることができない場所に保管する．一般用医薬品で対応が可能と考えられる被災者に対しては，医療チームとの連携の下で薬剤師が症状などを聞き，適切な一般用医薬品を供給する．一方，一般用医薬品では対応が難しいと考えられる被災者に対しては受診を促す．これにより，医療チームは多くの患者への対応が可能となる．被災者のセルフメディケーション支援のため，医薬品をはじめ健康や食事に関する相談を受け，アドバイスを行う．さらに，避難所生活の長期化の影響に伴う栄養バランスの悪化に対し，総合ビタミン剤を供給する．

(7) 公衆衛生活動

　保健所，保健師，看護師と連携し，薬剤師会として衛生管理を行う．梅雨シーズンおよび夏期におけるノロウイルス，サルモネラ菌，病原性大腸菌等の感染対策として，また，冬期におけるインフルエンザ対策として，仮設トイレやドアの取っ手などの消毒を行う．また，含嗽薬や手指

消毒薬の配置や補充を行うとともに,「手洗いやうがいの励行」「手指消毒」「塩素系漂白剤での靴裏の消毒」などの呼びかけを行う．夏場に大量発生するハエや蚊などの害虫対策として,被害の大きい地区の避難所に殺虫剤および簡易噴霧器を配布するとともに,仮設トイレやゴミ置場などで殺虫剤の散布方法の説明を行う（図9-4, 図9-5）.

消毒するもの	使用薬剤など	めやす量
手指	逆性石鹸液（塩化ベンザルコニウム液10%）	石鹸で手洗い後、100倍液（下記参照）に浸して洗浄する
	速乾性擦式手指消毒剤消毒用エタノール（70%）	原液3ccを手のひらにとり、乾燥するまで（約1分間）手に擦込んで使う
食器・器具・ふきんまな板・おもちゃ等	次亜塩素酸ナトリウム（台所用塩素系漂白剤など）	100倍液（下記参照）に30分間浸し、水洗いする
	熱湯消毒	80℃、5分間以上（ただし、ふきんは100℃で5分間以上煮沸）
トイレの取っ手ドアのノブ	消毒用エタノール（70%）	濃度はそのまま使用し薬液を含ませた紙タオル等で拭くか噴霧する
	逆性石鹸液（塩化ベンザルコニウム液10%）	50倍液（下記参照）を含ませた紙タオル等で拭く
衣類の消毒	次亜塩素酸ナトリウム（家庭用塩素系漂白剤など）	100倍液（下記参照）に30分間つけた後、洗濯する
	熱湯消毒	熱水洗濯機（80℃10分間）で処理し洗浄後乾燥させる
風呂場	逆性石鹸液（塩化ベンザルコニウム液10%）	100倍液（下記参照）を含ませた紙タオル等で拭く
	熱湯消毒	熱湯で洗い流す

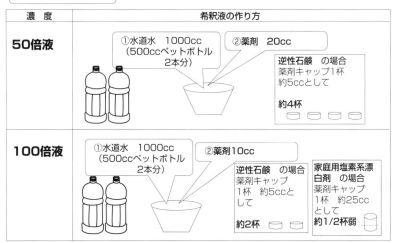

図9-4 各種消毒剤による消毒の方法と消毒液の作り方
（平成23年度厚生労働科学研究「薬局及び薬剤師に関する災害対策マニュアルの策定に関する研究」研究班報告書より抜粋）

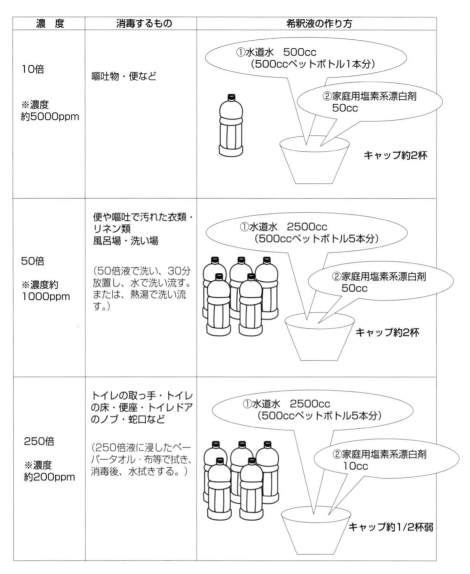

図 9-5　家庭用塩素系漂白剤による消毒と希釈方法
(平成 23 年度厚生労働科学研究「薬局及び薬剤師に関する災害対策マニュアルの策定に関する研究」研究班報告書より抜粋)

9-1-4　医薬品集積所における薬剤師の活動

　大規模災害時には，厚生労働省ならびに都道府県薬務担当課の指示により，被災地外からの救援医薬品や医療機器・衛生材料が第一次集積所に集められ，仕分けや管理が行われたあと，保健所等（第二次集積所）を経由して医療救護所や避難所に搬出される．集積所や保健所においては，医薬品等の薬効別分類，出入管理，品質管理，避難所・救護所などからの要望に応じた医薬品の供給，不足医薬品の発注，および迅速かつ的確な搬送などを行う．

1）集積医薬品等の保管・管理

　品名，数量，同種同効薬の有無および数量の管理を行う．医療用医薬品・一般用医薬品・医療機器・衛生材料等の別，薬効別，剤型別等の分類とともに，有効期間・使用期限の確認・管理も必要となる．保存に注意が必要な医薬品（要冷所・暗所保存，要防湿）の保管，取り扱いに注意が必要な医薬品（麻薬，向精神薬，毒薬・劇薬等）の保管には，災害時といえどもできる限り通常時と同様の対応ができるよう努める．

2）保健所等からの要望に応じた医薬品等の供給

　不足医薬品等の発注，行政担当者への連絡，避難所向け救急医薬品セットおよび医療機器・衛生用品等の供給を行う．保健所等での主な業務としては以下のものがある．

1. 必要な医薬品等の取り寄せ
2. 医薬品等の仕分け，保管・管理
3. 医療救護所への医薬品等の供給
4. 被災者への一般用医薬品の供給
5. 保健所等での診療に伴う調剤（医療チームへの参加）
6. 医療チームの残置薬の回収・整理
7. 「家庭用常備薬セット」の作成，仮設住宅への配付

9-1-5　お薬手帳による薬剤師の救援活動（東日本大震災を例に）

(1) 災害時におけるお薬手帳の有用性

　被災地の医療救護活動において，薬剤師には，単なる調剤や服薬指導にとどまらず，医師等に対して医薬品の選択や同種同効薬について助言を行うなど，医薬品の適正使用に貢献する幅広い活動が要求される．医療救護所で活動した薬剤師は，避難所等へ避難している糖尿病や高血圧等の慢性疾患の被災者から被災前に使用していた薬を聞き取り，医薬品鑑別辞典等を参考に薬剤を特定し，「お薬手帳」に薬剤名等を記載する取り組みを積極的に行う．

　これにより，医療チームの医師は効率的な診察を行うことができ，多くの患者を診察することが可能となる．また，医療チームの一員として派遣された薬剤師は，救護所で処方された薬剤名等を「お薬手帳」に記載して配付し，他の医療救護班や医療機関で診察を受ける際には，お薬手帳を提示するよう勧める．これにより，被災者の人々は処方薬を自己管理し，間違うことなく服用でき，さらにその後別の避難先で診療を受けた場合にも，継続した薬物療法を受けることが可能となる．

(2) 災害時におけるお薬手帳の新規配付

　先に述べた手順を経ることで東日本大震災では「お薬手帳」の活用が医薬品の安全な使用に効果をあげた．こうした実績を踏まえ，厚生労働省から日本薬剤師会に対して，東日本大震災における被災者に対して「お薬手帳」を配付するよう依頼があり，これを受け，日本薬剤師会では約1万冊の「お薬手帳」を被災地の救護所等へ提供した．また，都道府県薬剤師会等からは約5万冊の「お薬手帳」が提供され，派遣薬剤師が被災地へ「お薬手帳」を持参し，被災者への配付を行った．また，日本病院薬剤師会からも約7,000冊の「お薬手帳」が提供された．直接的な津波

被害を受けた地域では，多くの人がお薬手帳も流されていた．被災前に使用していたお薬手帳を持参した人には，手帳の記載情報が処方や使用医薬品の選択，代替薬の提案に非常に役立った．様々な場面で，お薬手帳が情報共有ツール，情報開示ツールとして有効に活用されたのである．

(3) 災害時におけるアナログ媒体の強み

「手帳」というアナログな媒体であったことがむしろ，電力供給に左右されることなく，特別な読み取り装置などがなくても活用でき，即時に閲覧や記入が可能であるという利点を発揮した．また本人が所有するお薬手帳に情報が蓄積されることが，医療スタッフの交代や受診先の変更があっても即時かつ確実に情報を伝達することを可能にした．医療スタッフの間ではカルテ・薬歴代わりとしても活用され，検査値や体調などを書き込んでいくことで，医療スタッフの申し送り・伝言板的な役割も果たした．被災前の情報がお薬手帳で把握できたケースはもとより，被災後の救護所，避難所等での医療の経過や，具体的な使用医薬品（ジェネリック医薬品，代替医薬品など）の履歴が記録されることが，その後の医療や保健指導に活かされていた．以上の点は，お薬手帳が医療の一覧的な記録として機能していることのあらわれであった（図9-6）.

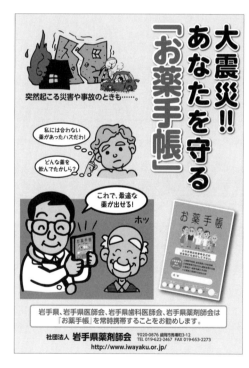
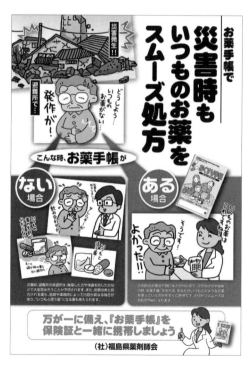

図 9-6　お薬手帳啓発ポスターの例
（平成23年度厚生労働科学研究「薬局及び薬剤師に関する災害対策マニュアルの策定に関する研究」研究班報告書より抜粋）

(4) お薬手帳による一般用医薬品の管理

東日本大震災ではお薬手帳の利用を通じ，医療用医薬品だけでなく一般用医薬品も合わせて一元管理することの重要性や，そこに薬剤師の薬学的管理が加わることでさらにその情報が活用さ

れることが示唆された．同時に，患者自身にとってのお薬手帳の意義も改めて明らかとなった．被災後の長期避難といった不安な精神状態の中，自身の使用医薬品が医療関係者に正確かつ継続的に伝わることは，患者にとって大きな安心感となる．また，お薬相談や巡回訪問，多職種の活動等の際にも，貴重な情報源，コミュニケーションツールとして役立てられ，患者自身が薬の情報を持ち服薬を管理できることは，納得して医療を受けるという服用者自身の意識の向上につながった．また，被災地で活動した薬剤師からは，お薬手帳を携帯または非常持ち出し品とする啓発の実施や，上記のような手帳の利点を生かしつつ，ITを活用して医療情報を集積化することの検討，例えばインターネットのサーバー上など災害に影響されにくい情報保管方法の検討などが提案された．

9-1-6 災害時の薬剤師に対する指揮命令系統

薬剤師が救援活動を行ううえでは，次のような指揮命令系統に従うことを原則とする．
・行政の担当者が派遣されている場所や保健所等では，そこでの行政の責任者の指示に従う．
・医療チームの一員として活動している場合には，その医療チーム（または所属機関）の代表者の指示に従う．
・薬剤師会の活動として参加している場合には，現地対策本部（または現地対策本部の傘下にある地域薬剤師会）の指示に従う．
・地域事情を最もよく知っている地域薬剤師会の会員の助言を受け入れる．

その他，救援活動を行ううえでは混乱を防ぐため，出動要請を含め，指示等の連絡は双方で担当者名および所属等を確認し，記録しておくことが必要である．各活動場所での日々の業務記録は，そこで用いられている様式に則ることを原則とし，各活動場所での責任者に対して，適宜報告を行う．

9-1-7 災害時の業務引き継ぎと撤退

救援活動を後任者に引き継ぐ際には，それまでの救援活動の内容を後任者にわかるように記録に残すことが重要である．また，医療救護活動終了後の余剰医薬品については，後任者に説明して引き継ぐか，あるいは携行した者が責任をもって持ち帰ることとし，放置されることのないよう留意する必要がある．

① 医薬品の在庫数量の確認

活動終了時の医薬品の在庫を明確にし，医薬品の種類・数量を記載したリストを作成する．他の医療チームに残薬を譲渡する場合は，医薬品リストを添えて譲渡する．

② 撤退時の引き継ぎおよび連絡

救護活動を行う際に連携をとっていた現地指揮者および派遣元の薬剤師会・病院薬剤師会へ，活動終了の連絡を行う．救護活動を他の医療チームに引き継ぐ場合は，活動状況や使用医薬品の状況を正確に報告する（撤退ではなく引き継ぎを原則とする）．

9-2 クリニカル クエスチョン

問1　Case9 において，DMAT 隊員として被災地に派遣された薬剤師 H が，臨地で果たすべき役割は何か．具体例をあげて述べなさい．

9-3 演習問題

問1　災害時における薬剤師の対応として，誤っているのはどれか．2つ選べ．
1. 避難所など薬局以外の場所でも調剤することができる．
2. 医師が不足した場合は，薬剤師が処方箋を交付することができる．
3. やむを得ない場合には，処方箋を持たない患者へ処方箋医薬品を交付することができる．
4. 患者が持参したお薬手帳に記載された情報を参考に，避難所に備蓄されている医薬品の中から同種同効薬に関する情報を医師に提供することが重要である．
5. 避難している被災者の不眠や不安を解消するためのカウンセリングは，看護師などの他の医療従事者に任せ，薬剤師は行うべきではない．

問2　災害時における薬剤師の役割について，誤っているのはどれか．2つ選べ．
1. 被災地における薬剤師の救護活動は，薬剤師法第1条「薬剤師の任務」のうち，「調剤」と「医薬品の供給」に限定して行われる．
2. 薬剤師は被災地において，調剤だけでなく，医師に対する医薬品選択や同種同効薬についての助言等を行うことができる幅広い知識が要求される．
3. 避難所等におけるトイレの消毒など，避難所等の衛生管理は，保健師の業務であり，薬剤師の業務ではない．
4. 災害対策基本法において，放射性物質の大量放出は災害に該当する．
5. 災害時において，薬剤師は集積所，避難所等において医療医薬品のみならず一般用医薬品の仕分け，管理，供給も行う．

Column 　大震災発生後の支援方法にはプッシュ型支援とプル型支援があると聞きましたが，両者の違いは何ですか？

　プッシュ型支援とは必要な支援物資を被災地からの要請を待たずに緊急輸送するもので，逆に被災地にヒアリングしたうえで要請があった支援物資を被災地に送ることをプル型支援という．このようにプッシュ型支援とプル型支援は同じ支援物資を被災地に送るというものであるが，その方法が大きく異なる．プッシュ型支援は支援物資のニーズが十分に得られていない被災地へ必要なものを予測して供給するのに対して，プル型支援は支援物資のニーズが十分に得られる被災地へ，そのニーズに応じた支援物資を輸送するものである．したがって，プッシュ型支援では不要な支援物資を輸送してしまう可能性もあり得るが迅速に被災地に支援物資を届けることができるのに対して，プル型支援では確実に必要な支援物資を送ることができる一方で，被災地からの要請を待っての支援になってしまう．このようにプッシュ型支援とプル型支援はそれぞれ一長一短があり，どちらが適切だと断定することは難しいが，災害発生〜発災3日目までは自分たちの備蓄で対応し，発災4〜7日目まではプッシュ型支援，それ以降はプル型の支援に切り替えるという考え方がある．

　2016年の熊本地震では，被災地へニーズ予測に基づき物資を供給するプッシュ型緊急支援が行われた．大地震直後は，地方自治体と交通・通信インフラが被災し，正確な情報把握が困難となり，行政や物流などの機能が一時的に麻痺することが多い．2011年の東日本大震災の教訓から，大地震直後に，被災地方自治体のみでは必要な物資を迅速に被災者に提供することは困難になると国が判断し，国が被災都道府県からの救援要請を受ける前に，緊急支援物資を被災都道府県へ輸送するようになった．

Case 10 スポーツファーマシスト

Case 10-1

患者

18歳，女性，水泳選手．

現病歴

小学生の時に気管支喘息と診断され，定期的に呼吸器内科を受診している．症状コントロール良好で発作発現も少ないが，喘息発作は季節の変わり目や雨，台風が来る時に起こりやすいことを過去の傾向から自覚している．

県予選を突破し，これから全国大会に向けて合宿も始まり練習も厳しくなっていく．高校生最後の大会なので表彰台を目指しているが，ここのところ台風が立て続けに近づいているせいか，発作というほどの症状ではないが咳が出ることが多くなり気になっている．練習中に喘息発作が起こると困るので発作時の薬を追加してもらうことを目的に近医を受診し，かかりつけ薬局に処方箋を出した．

処方箋

プランルカストカプセル 112.5 mg　1回2カプセル（1日4カプセル）
　　1日2回　朝夕食後
モンテルカスト錠 10 mg　1回1錠（1日1錠）
　　1日1回　夕食後
メプチンエアー®10 μg　吸入100回（プロカテロール塩酸塩水和物）　1本
　　発作時　1回2吸入　1日4回まで

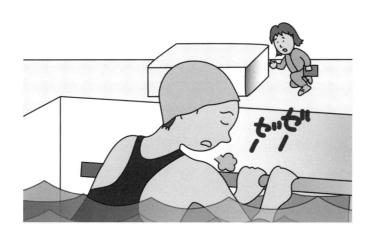

Case 10-2

患者

21歳,男性,サッカー選手.

現病歴

全日本大学サッカー選手権大会出場のため遠征中.今朝から風邪気味でのどに違和感がある.風邪薬を買おうと思っているが,風邪をひいた時は昔からパブロンを服用しており,風邪のひき始めに飲むとすぐに体調がよくなるので常備薬にしている.いつもは遠征中も常備しているが,今日はちょうど薬が切れてしまった.明日は試合で最高のパフォーマンスができるよう体調を整えたい.宿泊先の近くに薬局があったので同じものを買おうと思っている.

購入薬

パブロンSゴールドW錠
  構成成分(2錠中):
    アンブロキソール塩酸塩 15 mg,L-カルボシステイン 250 mg
    ジヒドロコデインリン酸塩 8 mg,アセトアミノフェン 300 mg
    クロルフェニラミンマレイン酸塩 2.5 mg,リボフラビン 4 mg
  15歳以上 1回2錠 1日3回

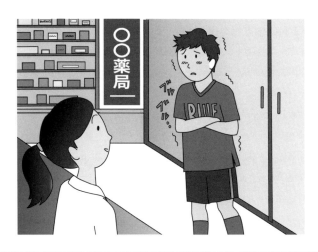

本章の目標

- 医薬品の適正使用に関する薬剤師の活動を知る.
- アンチ・ドーピング活動におけるスポーツファーマシストの役割を理解する.
- 禁止薬物について理解する.
- スポーツファーマシストの活動を知る.

キーワード
スポーツファーマシスト，アンチ・ドーピング，禁止表国際基準

10-1 キーワードの解説

10-1-1 スポーツファーマシスト

(1) スポーツファーマシストとは

　アンチ・ドーピングに関する規則，薬物・薬剤に関する専門的な知識を有し，スポーツの現場において競技者や指導者からの薬の問い合わせに応じるほか，薬物・薬剤の適正使用に関する知識の普及を積極的に行う役割を担う薬剤師のことである．

　公益財団法人日本アンチ・ドーピング機構（Japan Anti-Doping Agency：JADA）と日本薬剤師会が協同で創設した「公認スポーツファーマシスト認定制度」は，薬剤師資格を有し，JADAが定める所定の過程を修了すると「公認スポーツファーマシスト」として認定される制度である．

(2) スポーツファーマシストの必要性

　スポーツにおけるドーピングは国際的な問題となっており，ドーピング撲滅の取り組みが強化されつつある．意図的なドーピングは薬の不適正使用の最たる事例といえるが，わが国で起こるドーピング規則違反のほとんどは，意図しないドーピング（うっかりドーピング）である．薬の専門家である薬剤師が，アンチ・ドーピング規則を把握して個々の競技者の症状に対応した使用可能薬に関する情報提供を行う体制を整備できれば，うっかりドーピングを防ぐことが可能となる．日本は2006年にユネスコ「スポーツにおけるドーピング防止に関する国際規約」を締結したことから，国民体育大会では年齢や種目を問わずすべての競技者がドーピング検査の対象とされている．最近では全国大学選手権大会の主要競技でもドーピング検査が実施されるようになり，日本高等学校体育連盟においても将来的にドーピング検査を実施する方向で検討されている．このようにドーピング検査の対象となる競技者の増加により，うっかりドーピングを防ぐために使用可能薬等に関する情報提供や体調を崩した時の相談窓口としての必要性も増している．

　アンチ・ドーピング規則では，薬の使用すべてが禁止されているわけではなく，特段の手続きを必要としないもの，手続きにより使用可能となるものも存在する．ドーピング違反を回避するために薬の服用を避けた結果，競技者の体調悪化，パフォーマンス低下を招いた事例も発生している．スポーツファーマシストは，スポーツに支障のない薬を適正に使用することで健康維持，コンディションづくりをサポートする存在としても期待されている．

(3) スポーツファーマシスト活動

1) 薬の問い合わせ

競技者が使用している医薬品やサプリメントに関する問い合わせへの情報提供を世界アンチ・ドーピング機構（World Anti-Doping Agency：WADA）が策定する「禁止表国際基準」などを活用して行う．断言できない回答もありうるが，あくまでも競技者や指導者が服薬や摂取の中断等を最終判断するための情報提供を行う．

サプリメントに関する回答は非常に困難で，表示成分以外のものを含む場合もあるので，「禁止物質を含まない保証はできない」という回答をせざるを得ない．WADAもサプリメントの摂取に関しては推奨しておらず，自己責任であると明言している．

2) 教育活動

学校においては，2011年に施行された「スポーツ基本法」の基本理念に基づき，2013年度から施行された学習指導要領で，高等学校でのアンチ・ドーピングの講義の実施が義務づけられ，教育現場における啓発活動もスポーツファーマシストの役割となっている．学校におけるアンチ・ドーピング活動は，スポーツの精神を促進し，ドーピングが存在しない環境を整備し，競技者と競技者支援要員の行動の適正化をはかることといえる．

また，学校薬剤師の活動である薬物乱用防止教育の一環としてアンチ・ドーピング教育を依頼されることもあり，薬の適正使用という観点と関連づけて，アンチ・ドーピング教育を進めることも多い．さらに，学校の保健室には医薬品が常備されており，養護教員がその医薬品を児童生徒に与える場合が多いため，養護教員との連携をとりながらアンチ・ドーピング教育を進めることもある．

3) スポーツ団体への関与

都道府県体育協会や中央競技団体などには医事委員会が存在する．その組織における構成員として，スポーツファーマシストが医薬品やサプリメント等に関する問い合わせや相談の対応，合宿や大会への帯同を通した指導にあたる場合もある．ドーピング検査の対象となる国体代表競技者とその関係者への関与もさることながら，ドーピング検査の対象とはならないスポーツ愛好家に対しても，ドーピングがスポーツの倫理的価値と健康を損なう行為であるという点を啓蒙し，薬の適正使用に意識を発展させていくこともスポーツファーマシストの役割である．

10-1-2 アンチ・ドーピング

(1) 世界アンチ・ドーピング規程（World Anti-Doping Code）

アンチ・ドーピングに関してはスポーツ界を統一するアンチ・ドーピング規則を定めた世界アンチ・ドーピング規程というルールがある．この規程では，スポーツ固有の価値として，以下の事項があげられている（表10-1）．

表 10-1 スポーツ固有の価値

・倫理観，フェアプレーと誠意	・健康
・卓越した競技能力	・人格と教育
・楽しみと喜び	・チームワーク
・献身と真摯な取り組み	・規則・法令を尊重する姿勢
・自分自身と他の参加者を尊重する姿勢	・勇気
・共同体意識と連帯意識	

　ドーピングはこのスポーツの価値を否定するものであり，スポーツの精神に根本的に背反するものであるため，ドーピングを排除するアンチ・ドーピング活動が必要となっている．

(2) ドーピングとドーピング検査の歴史

　1880年代，ドーピングとは競走馬に用いられるアヘンと麻薬類の混合物のことをいい，競走馬への薬物投与という趣旨だったが，人間を対象とした競技力向上のための薬剤投与へ意味が変化し，現在では競技スポーツにおける禁止物質による不正な競技力向上と理解されている．
　ドーピングによる死亡事例やオリンピックの選手更衣室で注射器が発見されたことなどが問題視されるようになり，オリンピックにおけるドーピング検査は，1968年のメキシコシティ（夏季），グルノーブル（冬季）からすべての大会で実施されるようになった．

(3) ドーピング違反の危険性と現状

　意図的にドーピングを行う競技者の場合，不適切な使用にもかかわらず副作用を無視して大量に使用されることが多いため，健康被害の危険性が増すことは明白である．意図的なドーピングを行った競技者は短命という報告もあり，発がん，女性の男性化，男性の女性化など社会問題ともなる．若年層のドーピングも世界的に非常に大きな社会問題となっている．
　また近年，薬類のインターネット販売も盛んで，個人輸入も容易になり，処方薬も一般薬として入手しやすい環境になっており，禁止物質が含まれる薬を入手しやすい環境になりつつあることにも注意しなければならない．

(4) 世界アンチ・ドーピング機構（Word Anti-Doping Agency：WADA）

　1990年代後半までは，ドーピング検査活動は国際オリンピック委員会（International Olympic Committee：IOC）により推進され，使用禁止薬物を「禁止物質リスト」として規定してきたが，透明性と中立性を確保した世界的なアンチ・ドーピング機関の設立が提起され，世界アンチ・ドーピング機構が発足した．WADA規程ではドーピングとして以下の8項目を定義している（表10-2）．

表 10-2　ドーピングの定義

　　ドーピングとは，以下のドーピング防止規則違反行為の1つ以上が発生すること
① 競技者の検体に，禁止物質またはその代謝産物もしくはマーカーが存在すること
② 競技者が禁止物質もしくは禁止方法を使用することまたは使用を企てること
③ 適用されるドーピング防止規定において認められた通告を受けた後に，やむを得ない理由によることなく検体の採取を拒否もしくは検体の採取を行わず，または，その他の手段で検体の採取を回避すること
④ 検査に関する国際基準に準拠した規則に基づき宣告された居場所情報未提出および検査未了を含む，競技者が競技会外の検査への競技者の参加に関する要請に違反すること
⑤ ドーピング・コントロールの一部に不当な改変を施し，または不当な改変を企てること
⑥ 禁止物質または禁止方法を保有すること
⑦ 禁止物質もしくは禁止方法の不法取引を実行し，または不法取引を企てること
⑧ 競技者に対して禁止物質もしくは禁止方法を投与すること，もしくは投与を企てること，または　ドーピング防止規則違反を伴う形で支援し，助長し，援助し，教唆し，隠蔽し，もしくはその他の形で違反を共同すること，もしくはこれらを企てること

　現在では，WADA，IOC，障がい者スポーツの国際パラリンピック委員会（International Paralympic Committee：IPC）も加わって，世界的な枠組みの中でアンチ・ドーピング活動が行われている．ドーピングの定義⑤におけるドーピング・コントロールとは，ドーピング検査に関連した一連のプロセスのことで，検査（検査対象者の選定・立案，検体採取，検体の取り扱い，分析機関への検体運搬），分析，結果管理，聴聞会と上訴の全体を指す用語である．

(5) 日本アンチ・ドーピング機構（Japan Anti-Doping Agency：JADA）

　WADA設立後，国際連合教育科学文化機関（United Nations Educational, Scientific and Cultural Organization：UNESCO）で政府としてアンチ・ドーピング活動に主体的に参画することを求めるUNESCO国際規約が成立し，日本がこれに批准したことから，2001年に日本アンチ・ドーピング機構が発足した．国内におけるアンチ・ドーピングに関する情報提供，教育活動，研究活動を行っている．

10-1-3　禁止表国際基準と手続き

(1) 禁止表国際基準

　WADAが作成する「禁止表国際基準（Prohibited List）」で禁止物質および禁止方法が定められており，毎年1度更新される（表10-3）．
　禁止表に掲載する基準は，競技能力を強化しうる，競技者の健康にとって有害になりうる，その使用がスポーツ精神に反する，の3要件のうち，2つ以上を満たすこと，または，禁止方法によって他の禁止物質・禁止方法の使用が隠蔽される可能性があると科学的に証明されることである．

(2) 禁止される物質の種類

　禁止表は，「常に禁止される物質と方法（競技会(時)および競技会外）」と「競技会(時)に禁止される物質と方法」「特定競技において禁止される物質」に分類されている．

ここでいう「競技会(時)」とは，国際競技連盟またはその他の関係するアンチ・ドーピング機関の規則に特段の定めがない限り，競技者が参加する予定の競技会の12時間前に開始され，当該競技会および競技会に関係する検体採取過程の終了までの期間をいう．「競技会外」とは競技会(時)におけるドーピング・コントロール以外のドーピング・コントロールをいう．

表10-3 WADA禁止表（2018年）（項目名のみ）

常に禁止される物質と方法（競技会(時)および競技会外）			
禁止物質	S0.	無承認物質	
	S1.	タンパク同化薬	
	S2.	ペプチドホルモン，成長因子，関連物質および模倣物質	
	S3.	β_2作用薬	
	S4.	ホルモン調節薬および代謝調節薬	
	S5.	利尿薬および隠蔽薬	
禁止方法	M1.	血液および血液成分の操作	
	M2.	化学的および物理的操作	
	M3.	遺伝子ドーピング	
競技会(時)に禁止される物質			
禁止物質	S6.	興奮薬	a）特定物質でない興奮薬 b）特定物質である興奮薬
	S7	麻薬	
	S8	カンナビノイド	
	S9	糖質コルチコイド	
特定競技において禁止される物質			
禁止物質	P1.	β遮断薬	

(3) 禁止物質

S0. 無承認物質

　WADA禁止表のどのセクションにも対応せず，人体への治療目的使用がどの国でも承認されていない薬物は常に禁止される．前臨床段階，臨床開発中，臨床開発が中止になった薬物，デザイナードラッグ（法律で規制また禁止されている薬物の合成類似物質で法律を逃れるために開発された物質），動物への使用のみが承認されている物質などが該当する．

S1. タンパク同化薬

　タンパク同化男性化ステロイドとその他のタンパク同化薬が該当する．

　タンパク同化男性化ステロイドは，男女とも，通常，内因性のタンパク同化男性化ステロイドが体内で自然につくられて存在するため，外因的（体内で自然につくられない）物質が投与された場合に禁止物質となる．

　その他のタンパク同化薬は，タンパク同化男性化ステロイドには含まれないが，タンパク同

化作用のある物質の例が示されており，β_2作用薬で喘息治療や尿失禁治療薬であるクレンブテロール，筋肉や骨などの組織においてテストステロン効果を発揮するとされる選択的アンドロゲン受容体調節薬（selective androgen receptor modulator：SARMs），動物の肥育剤として使用されるゼラノール，ジルパテロールがその主なものである．

〈禁止理由〉
- 筋肉量および筋力増加による運動能力の向上と同時に，闘争性，攻撃性を高める
- 重篤な有害作用（女性の男性化，男性の女性化，精神障害，肝障害など）

〈注意事項〉
- サプリメントに成分表示なしに含まれることがある
- 剤型にかかわらず使用禁止

S2. ペプチドホルモン，成長因子，関連物質および模倣物質

体内で生産されるホルモンとその類似の化学構造または類似生物学的効果を有する物質，およびその放出因子が対象となる．

〈禁止理由〉
- エリスロポエチン（EPO）等：赤血球生成促進因子のため酸素運搬能が向上，持久力の強化
- 成長ホルモン：有害作用（アレルギー，糖尿病）の誘発，大量投与で末端肥大症の発現
- 絨毛性ゴナドトロピンおよび黄体形成ホルモン：男性ホルモンの産生量増加（男性のみ禁止）
- コルチコトロピン類：男性ホルモンの分泌促進
- 低酸素誘導因子（hypoxia inducible factor：HIF）安定薬：EPO遺伝子の転写効率を高めて内因性のEPO産生促進

〈注意事項〉
- インスリンはタンパク同化作用を持つため禁止だが，糖尿病の競技者でインスリンが不可欠な場合があり，治療目的使用に係る除外措置の申請をして承認を受ける必要がある

S3. β_2作用薬

選択的および非選択的β_2作用薬は光学異性体を含めすべて禁止される．

〈禁止理由〉
- 交感神経興奮作用
- タンパク同化作用

〈注意事項〉
- 吸入使用だけでなく，錠剤，貼付剤など他の剤型で処方される場合がある
- サルメテロール，サルブタモール，ホルモテロールの吸入薬は，以下の範囲内であれば禁止とならない
  - サルメテロール：24時間で最大 $200\,\mu g$
  - サルブタモール：24時間で最大 $1,600\,\mu g$，12時間で $800\,\mu g$ を超えないこと
  - ホルモテロール：24時間で最大投与量 $54\,\mu g$

S4. ホルモン調節薬および代謝調節薬

アロマターゼ阻害薬，選択的エストロゲン受容体調節薬（selective estrogen receptor modulators：SERMs），その他の抗エストロゲン作用を有する薬物，ミオスタチン機能を修飾する薬物，代謝調節薬が該当する．

〈禁止理由〉
- アロマターゼ阻害薬はアンドロゲンの芳香化を阻害してアンドロゲンを増加
- 選択的エストロゲン受容体調節薬はホルモンバランスを相対的に男性ホルモン優位にする
- ミオスタチン阻害薬は骨格筋の過形成と肥大を起こす可能性あり
- インスリンは骨格筋におけるグルコースの利用とアミノ酸の合成，貯蔵を促進してタンパク合成を促進

〈注意事項〉
- インスリン以外の糖尿病治療薬は禁止物質に該当しない

S5. 利尿薬および隠蔽薬

ドーピング目的で使用された薬物を隠蔽するために使用される利尿剤，デスモプレシン，血漿増量物質，プロベネシドが該当するが，類似の化学構造，類似の生物学的効果を有するものも禁止される．薬物を体内から除去するのを早めるものと，体内の薬物濃度やヘモグロビン濃度を薄めるものとに大別される．

〈禁止理由〉
- 尿量を増加させることにより，禁止薬物や代謝物の尿中排泄を高め，禁止物質の検出を逃れる
- 体重別種目で競技成績を有利に導くため急速に体重を減量する

〈注意事項〉
- 炭酸脱水酵素阻害薬の局所使用（緑内障治療点眼薬）は禁止物質から除外される
- 配合剤（angiotensin Ⅱ receptor blocker：ARB と利尿剤など）に含まれる利尿剤にも注意が必要
- プロベネシド以外の尿酸排泄促進薬は禁止物質には該当しない

S6. 興奮薬

すべての興奮薬は関連するすべての光学異性体を含み禁止される．

〈禁止理由〉
- 中枢神経系を刺激して敏捷性を高め，疲労感を軽減し，競争心を高める
- 疲労の限界に対する正常な判断を失わせ，時に競技相手に危害を与える可能性がある
- アンフェタミンは有害な中枢神経興奮作用を持ち，過去に死亡事故事例がある
- エフェドリンは中枢神経興奮作用を持ち，大量投与で神経を高揚させ血流を増加させる

〈注意事項〉
- 多くの感冒，鼻炎の医療用医薬品，一般用医薬品に配合されており，うっかりドーピングを起こしやすい
- アドレナリン受容体に作用して血圧を上げる昇圧剤や起立性低血圧治療薬も禁止物質となる
- メチルヘキサンアミンはサプリメントとしても販売され，ゼラニウム油，ゼラニウム根エキスなどと表記されることがある
- 点眼薬や点鼻薬などの局所使用は禁止対象から除外される

・尿中濃度が閾値水準を超えない時は除外される（カチン＝$5\,\mu g/mL$，エフェドリン，メチルエフェドリン＝$10\,\mu g/mL$，プソイドエフェドリン＝$150\,\mu g/mL$）

S7. 麻薬

オピオイド受容体に作用して鎮痛効果を発揮する物質が該当する．

〈禁止理由〉
・鎮痛，鎮静作用により，負傷を押して競技を続行することで深刻な障害を生じるおそれがある
・精神・心理機能の向上，リラクゼーション効果をもたらすため，プレッシャーや困難など壁に当たった状態の時に精神的負担から逃れるため，陶酔感，多幸感を期待して依存的に使用される
・呼吸抑制，呼吸麻痺，依存，血圧低下，ショック，めまい，眠気，嘔気，虚脱，便秘，筋萎縮，視調節障害などの副作用が発現する
・繰り返し用いることで耐性，身体的依存が形成され，使用中止により禁断症状が発現する

〈注意事項〉
・日本における「麻薬及び向精神薬取締法」上の麻薬以外の物質もこのセクションには含まれる
・リン酸コデインは禁止物質ではない
・フェンタニル以外は禁止表に記載される物質のみが禁止対象となる（フェンタニルはフェンタニル誘導体も含まれる）

S8. カンナビノイド

大麻草（*Cannabis sativa*）の主成分．大麻草の花，茎，種子，葉などを乾燥して切り刻んだ混合物が「マリファナ」，成分を凝縮して樹脂状にしたものを「ハッシシ（ハシシュ）」という．合成のΔ9-テトラヒドロカンナビノール，カンナビノイド様物質（デザイナードラッグ）も禁止される．

〈禁止理由〉
・思考，知覚，気分を異常に変化させる
・麻薬と同様に精神的負担から逃れるために陶酔感，多幸感を期待し，依存に陥ることがある
・憂鬱感，被暗示性の増強，幻覚や錯乱などの有害事象を引き起こすことがある

〈注意事項〉
・日本においては「大麻取締法」により厳しく規制されている
・医療用として使用が認められている国もある
・カンナビノイド様物質とは，法律に基づく規制を逃れるためにテトラヒドロカンナビノールの化学構造式の一部を変更して合成した様々な合成カンナビノイド類のこと．その一部はスパイスと呼ばれている

S9. 糖質コルチコイド

糖質コルチコイドの経口使用，静脈内使用，筋肉内使用または経直腸使用はすべて禁止される．

〈禁止理由〉
- 疲労感の減弱効果を有する
- エネルギー代謝を活性化させ，競技力を向上させる可能性がある
- 高揚感，陶酔感をもたらす（機序不明）
- 抗炎症作用により，怪我をしていても競技を継続できてしまうことがある
- 感染の増悪，浮腫（ムーンフェイス），高血圧，持続性副腎機能不全，消化性潰瘍，骨粗鬆症をはじめとする糖質コルチコイドの様々な有害作用を引き起こす

〈注意事項〉
- 経口，経直腸，静脈注射，筋肉注射以外の投与経路での使用は禁止されない
- 糖質コルチコイドを含む痔疾患用の注入軟膏の場合，肛門周囲への塗布は禁止されないが，肛門内挿入は禁止となる

P1. β遮断薬

1点集中が必要な競技や恐怖心を生じる競技において禁止される．アーチェリー，射撃は競技会(時)も競技会外も禁止であり，自動車，ビリヤード，ダーツ，ゴルフ，スキー／スノーボード，水中スポーツは競技会(時)に限って禁止される．

〈禁止理由〉
- 心拍数，心拍出量，血圧を低下させるため心身の動揺を抑制
- 静穏作用による不安解消，「あがり」防止

〈注意事項〉
- 循環器系治療薬のほか，緑内障治療用点眼薬も存在するが，すべての剤型が禁止

(4) 監視プログラム

禁止物質ではないが，スポーツにおける乱用の動向を把握する目的で調査対象とする物質を「監視プログラム」として定めている．

〈2018年監視プログラム〉
1. 興奮薬：競技会(時)のみ
   ブプロピオン，カフェイン，ニコチン，フェニレフリン，フェニルプロパノールアミン，ピプラドロール，シネフリン
2. 麻薬：競技会(時)のみ
   コデイン，ヒドロコドン，トラマドール
3. 糖質コルチコイド
   競技会(時)：経口使用，静脈内使用，筋肉内使用または直腸使用以外の投与経路
   競技会外：すべての投与経路
4. 2-エチルスルファニル-1H-ベンゾイミダゾール（ベミチル）：競技会(時)および競技会外
5. $β_2$作用薬：競技会(時)および競技会外
   $β_2$作用薬どうしの組み合わせ

(5) 特に気をつけたい一般用医薬品，要指導医薬品，健康食品・サプリメント

・胃腸薬

ヒゲナミンやストリキニーネを含有するものがある．ヒゲナミンはβ_2作用薬，ストリキニーネは興奮薬に該当する．

・滋養強壮薬

タンパク同化薬，ホルモン関連物質，ストリキニーネを含む漢方薬が含まれることがあり，健康食品として販売されている錠剤やドリンク剤として多数市販されている．

タンパク同化薬とその関連物質として，生薬成分の海狗腎（カイクジン），麝香（ジャコウ），鹿茸（ロクジョウ）などがある．

・毛髪・体毛用薬

毛髪，体毛用の塗り薬の中には，男性ホルモンが配合されているものがある．

・鎮咳去痰薬

市販の鎮咳去痰薬に含まれるトリメトキノール，メトキシフェナミン，生薬の南天実に含まれるヒゲナミンは禁止物質に該当する．

・漢方薬

生薬は多くの成分を含むため，1つひとつの成分が禁止物質に該当するか特定するのは困難である．また，名前が同じでも製造販売会社，原料の産地，収穫時期で成分が違うこともある．明らかに禁止物質を含む漢方薬を以下に示す．

丁子，附子，細辛，南天実，呉茱萸：ヒゲナミン

麻黄：エフェドリン，メチルエフェドリン，プソイドエフェドリン

ホミカ：ストリキニーネ

半夏：微量だがエフェドリン類を含む

・風邪薬，のど飴

多くの総合感冒薬にはエフェドリンやメチルエフェドリン等が含まれる．のど飴にヒゲナミンが含まれるものがあるので注意が必要である．

・健康食品・サプリメント

サプリメントの定義は国によって異なり，海外でサプリメントとして販売されていても日本国内で販売されるものと同じとは限らないことも多い．海外ではラベルに表示しないまま不正に興奮薬やステロイドなどの医薬品成分を添加したものが流通しており，製造基準や品質が不明なものは使用を避けることが賢明である

(6) 治療使用特例（therapeutic use exemptions：TUE）

TUEとは，病気や怪我の治療のために禁止物質や禁止方法を使用する必要がある時は，所定の申請をして，認められた場合，禁止物質・禁止方法が使用できる手続きである．ドーピング検査の結果，禁止物質が検出されても，TUEを取得していればアンチ・ドーピング規則違反にはならない．事前に申請をして許可を得ていないと，ドーピング検査後に治療目的での使用を主張しても制裁を免れることはできない．

TUEの手続き，ガイドラインはWADAから提供されている．TUE申請書の提出先は，競技者のレベルや競技会の種類によって異なる．

表10-4 疾患別の注意する治療薬一覧

	疾患	注意が必要な治療薬	禁止表の該当セクション
1	病原性微生物に対する薬剤	抗菌薬, 抗ウイルス薬, 抗真菌薬のほとんどが禁止物質でない	
2	抗悪性腫瘍薬	アロマターゼ阻害薬	S4.1
		抗エストロゲン薬	S4.2
3	炎症・アレルギーに作用する薬剤	糖質コルチコイド	S9
		総合感冒薬(メチルエフェドリン, プソイドエフェドリン等を含む製剤)	S6.b
4	代謝系に作用する薬剤	糖尿病治療薬(インスリン)	S4.5
		痛風・高尿酸血症治療薬(プロベネシド)	S5
5	内分泌系に作用する薬剤	男性ホルモン	S1
		排卵誘発薬	S4.3
		GnRH(性腺刺激ホルモン放出ホルモン)アゴニスト	S2.3
		子宮内膜症治療薬(ダナゾール)	S1
		視床下部ホルモン	S2.3, S2.4, S2.5
		視床体前葉ホルモン	S2.3, S2.4, S2.5
		視床体後葉ホルモン	S5
6	ビタミン製剤, 輸液・栄養製剤	点滴(医療機関で正当に実施される点滴は禁止されない)	M2.2
		血漿増量薬(デキストラン, ヒドロキシエチルデンプン)	S5
7	血液製剤, 血液に作用する製剤	アルブミン	S5
		赤血球	M1.1
		造血薬(エリスロポエチン)	S2.1
8	循環器系に作用する薬剤	利尿薬	S5
		β遮断薬	P2
		カテコラミン系	S6.b
9	呼吸器系に作用する薬剤	β刺激薬	S3, S6.b, S1.2
		鎮咳去痰配合薬	S6.b
10	消化器系に作用する薬剤	炎症性腸疾患治療薬(糖質コルチコイド)	S9
11	神経系に作用する薬剤	精神刺激薬	S6.a, S6.b
		脳浮腫治療薬	S5
		麻薬および類似薬, 麻酔薬	S7

表 10-4 （つづき）

	疾患	注意が必要な治療薬	禁止表の該当セクション
12	眼科疾患治療薬	緑内障治療薬	P2, S5
13	耳鼻科疾患治療薬	糖質コルチコイド	S9
		浸透圧利尿薬	S5
14	皮膚科疾患治療薬	糖質コルチコイド	S9
15	腎・泌尿器系に作用する薬剤	腎性貧血治療薬	S2.1
16	漢方薬	麻黄	S6.b
		ホミカ	S6.b
		半夏	S6.b
17	骨粗鬆症治療薬	選択的エストロゲン受容体調節薬（SERMs）	S4.2

（PLAY TRUE PRESENTED BY JADA web サイトより）

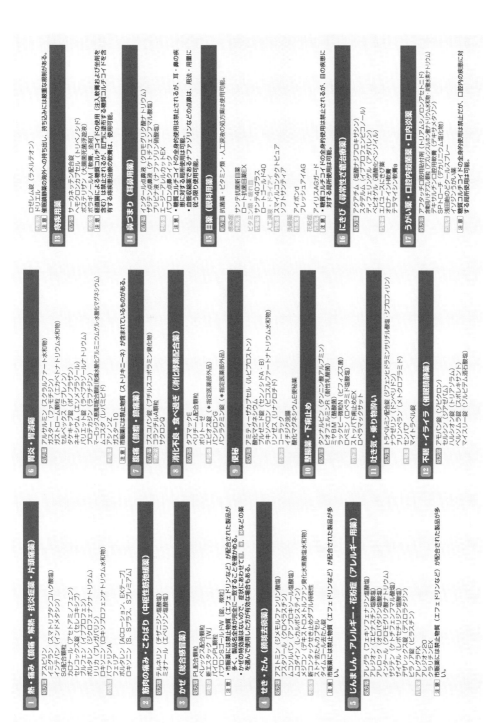

図 10-1　アンチ・ドーピング 使用可能薬リスト 2019 年版
（日本スポーツ協会）

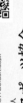

図 10-1（つづき）
（日本スポーツ協会）

10-2 クリニカル クエスチョン

問1 「うっかりドーピング」とはどのようなことを指すか説明しなさい．

問2 アンチ・ドーピング活動のうち「取り締まる活動」と「競技者をまもる活動」について両面からその必要性を考察しなさい．

問3 Case10-1において，禁止物質に該当する薬剤（成分）を特定しその理由を説明しなさい．また競技者の体調悪化やパフォーマンス低下を招かないための対策を考えなさい．

問4 Case10-2において，パブロンSゴールドWの構成成分のうち禁止物質に該当する成分を特定しその理由を説明しなさい．また競技者の体調悪化やパフォーマンス低下を招かないための対策を考えなさい．

問5 2020年東京オリンピックで選手村に併設された診療所にあなたがスポーツファーマシストとして派遣されることになった．医療スタッフとしての活動とアンチ・ドーピング活動を列挙しなさい．

10-3 演習問題

問1 次の事例のうちドーピング違反となるのはどれか．

1. 24歳　男性　ラグビー選手
   ハウスダストにアレルギーあり，アレロック®OD錠（オロパタジン塩酸塩）を服用中．皮膚症状も出てきたためレスタミンコーワクリーム（ジフェンヒドラミン）を処方された．

2. 30歳　女性　スキー選手
   乗り物酔いしやすく飛行機での移動が心配で，搭乗前には市販薬のトラベルミン®（ジフェンヒドラミンサリチル酸塩，ジプロフィリン）を服用している．

3. 22歳　女性　パラリンピックバスケットボール選手
   バセドウ病のためメルカゾール®（チアマゾール）を服用している．

4. 28歳　男性　ゴルフ選手
   ドライアイのため人工涙液マイティア®（塩化カリウム，塩化ナトリウム）を愛用している．

5. 28歳　男性　ボクシング選手
   思うように体重が減らず悩んでいた．父親の薬を代わりに受け取りに行った際，利尿剤があることを知った．それを使って減量を試みた．

6. 29歳　女性　卓球選手
   年末年始に食べ過ぎてしまい胃腸薬を求めて薬局を訪ねた．ドーピングのことがよぎったので，漢方成分のものを選択し，スクラート胃腸薬Sを購入して服薬した．
   構成成分（1日服用量中）：
   スクラルファート水和物　1,500 mg，炭酸水素ナトリウム　600 mg

合成ヒドロタルサイト 480 mg，ビオジアスターゼ 2000 30 mg，リパーゼ AP12 30 mg
健胃生薬末（ウイキョウ，ウコン，桂皮，ゲンチアナ，サンショウ，生姜，チョウジ）

問2　25歳男性．19時に来局した．男性は「本日，夕方から咳こみがひどく，おなかの調子もよくない．熱はないので風邪の初期症状だと思う．明日から始まる国体に選手として参加するのだが，夜間診療している医療機関に行く時間がない．薬局で買える風邪薬と胃薬で早く対処したい」と訴えた．以下の成分を含む一般用医薬品のうち，ドーピング禁止物質を含まないのはどれか．2つ選べ．

（第101回薬剤師国家試験）

1. （3包中）炭酸水素ナトリウム 1,500 mg　炭酸マグネシウム 440 mg
   プロザイム 18 mg　ホミカエキス散 200 mg　センブリ末 10 mg
   ビオヂアスターゼ1000　90 mg　l-メントール 20 mg
2. （1包中）メトキシフェナミン塩酸塩 50 mg　ノスカピン 20 mg
   カンゾウ粗エキス 66 mg　グアヤコールスルホン酸カリウム 90 mg
   無水カフェイン 50 mg　マレイン酸カルビノキサミン 4 mg
3. （60 mL中）ジヒドロコデインリン酸塩 30 mg　グアイフェネシン 170 mg
   クロルフェニラミンマレイン酸塩 12 mg　無水カフェイン 62 mg
4. （6錠中）プソイドエフェドリン塩酸塩 135 mg　L-カルボシステイン 750 mg
   イブプロフェン 450 mg　d-クロルフェニラミンマレイン酸塩 3.5 mg
   ジヒドロコデインリン酸塩 24 mg　無水カフェイン 75 mg
5. （1錠中）ブチルスコポラミン臭化物 10 mg

問3　総合感冒薬を求めて来局したAさんに薬剤師が応対した．その結果，Aさんは翌日，国民体育大会に選手として参加することが明らかとなった．総合感冒薬に含まれる成分で，Aさんに推奨できないのはどれか．1つ選べ．

（第97回薬剤師国家試験）

1. イブプロフェン
2. dl-メチルエフェドリン塩酸塩
3. クレマスチンフマル酸塩
4. アセトアミノフェン
5. リゾチーム塩酸塩

問4　国際大会出場予定の男子レスリング選手が，ヒゲを濃くする成分を含有した塗り薬があることを友人から聞いて来局した．選手なので強そうな風貌になりたいとのことであった．この薬局の薬剤師が，顧客に十分な説明をしたうえで，とるべき対応として最も適切なのはどれか．1つ選べ．

（第100回薬剤師国家試験）

1. テストステロンを含有する軟膏を販売した．
2. エストラジオールを含有する軟膏を販売した．

3. ミノキシジルを含有するローション剤を販売した.
4. ヒドロコルチゾン酢酸エステルを含有するクリームを販売した.
5. 男性ホルモンを主成分とした軟膏はあったが，販売しなかった.

問5 19歳男性，鼻炎症状がありOTC医薬品のアレグラ®錠（フェキソフェナジン塩酸塩）を2週間服用したが症状改善が思わしくないため医療機関を受診した．処方箋応需した薬局では，当該患者が1週間後に国体出場を控えていることを聞き取り，ドーピング禁止薬である「塩酸プソイドエフェドリン塩酸塩」が配合されているため医師に疑義照会するにあたり，どのような処方提案ができるか．処方内容は以下のとおりである．

ディレグラ®配合錠（フェキソフェナジン塩酸塩30 mg/錠,塩酸プソイドエフェドリン60 mg/錠）
　　4錠（1日量）　2×朝夕空腹時　14日分

Column　スポーツと薬物の歴史

　スポーツ選手にとって運動能力を向上させるためなら何でもやり，何でも使いたいと考えることは自然であって，1960年代以降，より強力で毒性の低い運動能力向上薬が開発され続けてきたのには皮肉にも薬学の発展が関係している．また医学の進展に伴い，治療だけでなく，予防，生活改善に医療が介入する状況が生み出され，スポーツ選手にとって薬物は単に運動に関連した病気や怪我の治療という医療の範疇を超え，最大限の能力を発揮するための医療的支援の1つとしてなくてはならないものになっている．

　近年のドーピングの歴史においては，血液ドーピング，エリスロポエチン（EPO）の使用，アナボリックステロイドの開発と使用など，選手個人によるものではなく組織的な犯罪ともいえるドーピングがあったことも記憶にとどめなければならない．例えば，自転車競技の最高峰であるツール・ド・フランス1998年大会で，覚せい剤，エリスロポエチン，成長ホルモン，アナボリックステロイドが大量に押収された事件は，選手以外にもチームドクター，監督，トレーナーなどによる組織的な薬物使用が明るみとなった歴史的出来事の1つである．選手にとっては3週間かけてアルプスとピレネーの山岳地帯を踏破する過酷なレースであり，選手の肉体への負担は健康なスポーツというよりは拷問に近いとも表現される．このような状況を強いられる選手にとって，これらの薬物の使用はある意味において許容せざるを得なかったのかもしれない．また監督やチームにとってはスポンサーからの商業的プレッシャーとのジレンマが存在していた可能性も垣間みえてくる．

　WADAではアンチ・ドーピング活動を強化しており，ドーピング検査を抜き打ちで行えるよう，選手の氏名，競技種目，住所，電話番号，メールアドレス，トレーニング場所と時間，旅行予定，競技スケジュール，身体等の障害の有無，検査を受けることができる場所と時間などの個人情報を登録することを義務づけており，選手は常に検査官の監視の下で，いつでも検査に応じることが要求されていて，人権侵害にあたるとの指摘もある．

私たち薬剤師がドーピングと向き合う時，このようなスポーツと薬物に関する社会的歴史を知るとともに，プロ，アマチュア問わず選手のおかれた状況を理解し，薬剤師としての倫理的判断のもとに薬の専門家としてサポートしていきたいものである．

参考文献
1) 日本アンチ・ドーピング機構，世界アンチ・ドーピング規定　禁止表国際基準（日本語）
2) 日本アンチ・ドーピング機構スポーツファーマシスト委員会編，2017年度公認スポーツファーマシスト認定プログラム
3) 日本薬剤師会アンチドーピング委員会，愛媛県薬剤師会，日本体育協会スポーツ医・科学専門委員会アンチドーピング部会編，2018年，薬剤師のためのドーピング防止ガイドブック2018年版
4) 遠藤敦（2017）うっかりドーピング防止マニュアル改訂版，アトラク
5) 大平章，麻生享志，大木富訳（2014）スポーツと薬物の社会学，彩流社
6) 日本アンチ・ドーピング機構webサイト，PLAY TRUE　プロに教わる正しい薬の知識
7) 日本スポーツ協会webサイト，アンチ・ドーピング
8) 内閣官房東京オリンピック競技大会・東京パラリンピック競技大会推進本部関係府省庁連絡会議資料，平成28年1月29日，2020年東京オリンピック競技大会・東京パラリンピック競技大会に向けた政府の取組

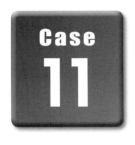

Case 11 学校薬剤師

　学校薬剤師は，薬剤師職能の全領域の活用を基本として学校保健活動に従事し，職務執行の準則に則った職務の遂行に努めることが期待されている．学校保健活動のすべてが発育・発達の重要な時期にある児童生徒等の生涯教育の基本的な学習課題として有意義となるように，学校薬剤師は生活・学習・社会活動を通じて正しく履修できる指導・助言の提供が求められている．したがって，教育現場にふさわしい人間性や，教育に正しい理解を持つと同時に，学校薬剤師の職務に必要な知識の研鑽（講習会，研修会等）が必要とされる．

　すなわち，対象となる生徒が児童なのか薬学生なのかという違いはあるものの，薬学教育が6年制となり数多くの実務実習生の教育に従事している薬剤師が，自ら自覚すべき教育に必要な熱意や心構えは，学校薬剤師としての職務を遂行するうえで求められる基本的事項と大きな違いはないものと考える．

Case 11

　薬剤師免許を取得後，直ちに病院勤務薬剤師として10年間臨床現場で業務に就いていた薬剤師Aは，病院勤務薬剤師にも学校薬剤師としての職能を発揮してほしいという地域薬剤師会からの強い要望を受け，学校薬剤師の職務を引き受けることにした．薬剤師Aは病院薬局における調剤業務や，病棟業務全般に関する知識や技術に自信はあったものの，学校薬剤師としての職務遂行にあたっては，学生時代に学んだ経験があるとはいえ，公衆衛生学的知識や技術については必ずしも十分な自信を有していなかった．そこで自ら学校薬剤師に必要な知識や技術の修得を目的に，自己研鑽に励むことにした．

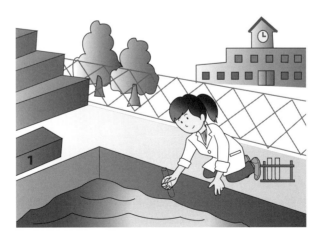

本章の目標
- 地域保健における薬剤師の役割と代表的な活動（薬物乱用防止，自殺防止，感染予防，アンチ・ドーピング活動等）について説明できる．
- 公衆衛生に求められる具体的な感染防止対策を説明できる．
- 地域住民の衛生管理（消毒，食中毒の予防，日用品に含まれる化学物質の誤嚥誤飲の予防等）における薬剤師活動を説明できる．

キーワード
学校薬剤師，校内環境の定期・臨時検査，学校環境衛生基準

11-1 キーワードの解説

11-1-1 学校薬剤師とは

　学校薬剤師は，昭和33年制定の学校保健法によって法制化された．学校教育法第1条で「学校とは，幼稚園，小学校，中学校，義務教育学校，高等学校，中等教育学校，特別支援学校，大学及び高等専門学校とする」と定められている．さらに，同法第12条では「学校においては，別に法律で定めるところにより，幼児，児童，生徒，及び学生並びに職員の健康の保持増進を図るため，健康診断を行い，その他その保健に必要な措置を講じなければならない」とされている．この法律はその後改正を重ね，平成21年4月1日学校保健安全法に改題され，その第23条には，「学校には学校医を置くこと，大学以外の学校には，学校歯科医及び学校薬剤師を置くこと」が定められている．学校医，学校歯科医および学校薬剤師は，学校における保健管理に関する専門的事項に関し，技術および指導に従事する．学校薬剤師は学校保健安全法の定めるところにより，幼稚園・小学校・中学校・高等学校・高等専門学校・盲学校・聾学校・養護学校に至るまで，大学を除く国立・公立・私立の学校すべてに委任委嘱されている．学校薬剤師は公立の学校であれば，非常勤の公務員として1校につき1人が，県または各市町村の教育委員会から委嘱を受けて学校に配置されている．その職務内容は，主に学校内の環境衛生について検査・助言を行い，児童生徒の健康増進に寄与することにある．

11-1-2 学校薬剤師の職務内容

　学校保健安全法施行規則第24条に学校薬剤師の職務内容が示されている．それによると，学校薬剤師の職務は「学校保健計画及び学校安全計画の立案，環境衛生検査の実施，環境衛生の維持及び改善に関する指導及び助言，健康相談，保健指導，学校において使用する医薬品，毒物，劇物並びに保健管理に必要な用具及び材料の管理に関し必要な指導及び助言」など，多岐にわたっている．またこれらの職務に従事した時は，その状況の概要を学校薬剤師執務記録簿に記入

して校長に提出する必要がある．

　学校薬剤師が主として取り組んでいるより具体的な職務には，校内環境の定期・臨時検査（飲料水・プール水・照度・二酸化炭素濃度・給食室の衛生管理・ホルムアルデヒド測定・ダニアレルゲン測定・理科室の薬品管理調査等）と，生徒たちの保健に関わる内容を協議・検討する「学校保健委員会」への出席や，近頃問題になっている喫煙・薬物乱用を防止することを目的とした授業などがある．

11-1-3　校内環境の定期・臨時検査

　学校環境衛生活動のために行う定期検査，日常点検，臨時検査について，学校環境衛生管理マニュアルでは以下のような記載がある．

　定期検査はそれぞれの検査項目について客観的かつ科学的な方法で定期的に実態を把握し，必要に応じて事後対策を講じるものである．日常点検は，点検すべき事項について授業日の授業開始時，授業中，授業終了時に環境を点検し，必要に応じて事後措置を講じるものである．一方臨時検査は，感染症や食中毒の発生，災害による環境変化に伴う不衛生な事態が生じた場合，学校建物の新築や改築が行われた場合や新規で学校が備品等を購入し揮発性有機化合物発生のおそれが危惧される場合など，必要に応じて検査を行うことを指す．

　検査の実施にあたっては，学校薬剤師自らが検査を行う場合，助言指導のもとに学校教職員が検査を行う場合，外部検査機関と相談し当該機関に検査を依頼する場合などがある．当然，外部検査機関に検査を依頼する場合であっても，すべてを当該機関に任せるのではなく，検査計画の作成や検体の採取方法やタイミングなど，検査に必要な様々な助言を行うとともに，その結果についても評価し適切な措置を講じるよう学校に助言しなければならない．

11-1-4　学校環境衛生基準の達成状況調査

(1) 教室等の学校環境衛生基準

　学校環境衛生基準の達成状況を調査するためには，検査項目ごとに検査を行う必要がある．表11-1に換気および保温等の基準（教室等の環境に係る学校環境衛生基準）を示す．

1) 換気

　エアコンなどの機械による換気が行われていない教室では，定期的に窓を開けるなどの配慮が必要になる．換気の基準は二酸化炭素の人体に対する直接的な影響から濃度を求めたものではないが，二酸化炭素の量が増加すると他の汚染物質も増加することが考えられる．かつての木造校舎とは異なり，最近はアルミサッシ等による緊密化がはかられた教室が多く，窓を閉め切っている場合も多いことから，著しい空気汚染を招く可能性がある．教室の換気を十分に確保することは空気清浄の観点から，シックハウス対策，風邪，インフルエンザの予防対策方法としても推奨される．

2) 温度

　温度は少なくとも夏は30℃以下，冬は10℃以上であることとし，児童生徒等に生理的，心理的に負担をかけない最も学習に望ましい条件としては，概ね冬季は18～20℃，夏期は25～28℃

程度を想定している．最近は記録計つきの自動温度測定器が比較的低価格で販売されているので利用すると便利である．

3) 相対湿度

人は体温を一定に保つために大量の熱を体外に放出しているが，この体温調節作用の機能には温度と湿度の関係が重要となる．日本の夏は高温多湿で冬は逆に低温低湿となる特徴があり，望ましい相対湿度は 50～60％の範囲である．

4) 浮遊粉じん

浮遊粉じんとは，空気中に浮遊する 10 μm 以下の粒子のことを指す．呼吸により肺胞まで達する危険度が高い．しかし最近ではさらに微細な 2 μm 以下の浮遊粉じんが問題となっており，大気測定ではすでに基準化されている．

5) 気流

気流は，温度や相対湿度と合わせて温熱条件ともいわれるもので，教室に空調設備が整っていれば，その温度，湿度が基準値にあるかどうかを判定するだけでなく，気流を交えた評価法で管理することが重要である．温熱条件は，季節によりその数値が異なり，児童の活動量，着衣の状況，衣服の種類にも関係がある．

6) 一酸化炭素

教室等において燃焼器具を使用していない場合に限り，本検査を省略することができる．また暖房器具を使用していない夏期では，授業内に理科などの実験や調理実習に伴い燃焼器具を使用している教室が検査の対象となる．一酸化炭素は不完全燃焼に伴って発生し，暖房器具や排気ガスからの影響もあり，その毒性は極めて高い．一酸化炭素中毒による事故はガス漏れや練炭などの使用によりしばしば発生しているが，換気が十分に行われていない特別な教室などでは，その利用方法によって学校内でも発生するおそれがあるため注意が必要である．

7) 二酸化窒素

一酸化炭素と同様に，教室等において燃焼器具を使用していない場合に限り，本検査を省略することができる．また暖房器具を使用していない夏期では，授業内に理科などの実験や調理実習に伴い燃焼器具を使用している教室が検査の対象となる．二酸化窒素は暖房器具に使用する灯油の燃焼に伴い発生し，排気ガスが室内に放出される開放型の暖房器具が特に問題となる．また都市部では道路沿線で二酸化窒素の外気濃度の高い場合があり，校舎外の大気汚染濃度にも注意を払う必要がある．

8) 揮発性有機化合物

空気中化学物質の指針値（室内環境ガイドライン）に示されている揮発性有機化合物として，ホルムアルデヒド，トルエン，キシレン，パラジクロロベンゼン，エチルベンゼン，スチレンの 6 物質がある．揮発性有機化合物は室内で使用されている建材や外部から持ち込まれた物質に含まれ，シックハウス症候群の原因になることがある．

9) ダニまたはダニアレルゲン

近年，喘息やアレルギー性鼻炎に罹患する児童が増加している．これらの原因にはいくつかのことが指摘されているが，その 1 つに学校環境下におけるハウスダストやダニアレルゲンの存在が考えられている．

表11-1 換気および保温等の基準(教室等の環境に係る学校環境衛生基準)

	検査項目	基準	方法	定期検査回数
(1)	換気	二酸化炭素は,1,500 ppm以下であることが望ましい.	検知管法または同等以上の方法	毎学年2回定期
(2)	温度	10℃以上,30℃以下であることが望ましい.	アスマン通風乾湿計または同等以上の方法	
(3)	相対湿度	30%以上,80%以下であることが望ましい.	同上	
(4)	浮遊粉じん	0.10 mg/m³以下であること.	Low-Vol法または相対濃度計	
(5)	気流	0.5 m/秒以下であることが望ましい.	カタ温度計または微風速計	
(6)	一酸化炭素	10 ppm以下であること.	検知管法または同等以上の方法	
(7)	二酸化炭素	0.06 ppm以下であることが望ましい.	ザルツマン法または同等以上の方法	
(8)	揮発性有機化合物			
	ア.ホルムアルデヒド	100 μg/m³以下であること.	DNPH→HPLC	毎学年1回定期
	イ.トルエン	260 μg/m³以下であること.	GC/MC法	
	ウ.キシレン	870 μg/m³以下であること.	同上	必要と認める場合
	エ.パラジクロロベンゼン	240 μg/m³以下であること.	同上	
	オ.エチルベンゼン	3,800 μg/m³以下であること.	同上	
	カ.スチレン	220 μg/m³以下であること.	同上	
(9)	ダニまたはダニアレルゲン	100匹/m²以下またはこれと同等のアレルゲン量以下であること.	匹数計測法,酵素免疫法(ELISA法),ELISA簡易測定法	毎学年1回定期

(日本学校薬剤師会編(2011)学校と学校薬剤師2011,p.50,表4-2,薬事日報社より改変して引用)

(2) 学校の清潔等の学校環境衛生基準

学校の清潔とは，学校の建物，校舎，敷地内に汚れのないことであり，病原微生物や有機化学物質による汚染はみられず，ゴミなどがなく整理整頓された状態のことを指す．学校を取り巻く衛生環境が整っていることにより，児童は安心してその施設内で学ぶことが可能となる．学校の清潔等に関わる学校環境衛生基準について表 11-2 にまとめた．

1) 学校の清潔

建物，校舎，敷地内に対する清潔は，普段目につきにくい場所や手の届きにくい場所に特に注意が必要であり，大掃除は毎年 3 回定期的に実施する．雨水については排水がスムーズに行われるよう排水経路内に泥，砂，石，落ち葉などが詰まっていない点に留意する．排水設備については汚水槽や浄化槽などに故障がないか点検を行う．

2) ネズミ，衛生害虫

ハエ，ダニ，ゴキブリ，蚊，シラミ，ノミ，ツツガムシなどの衛生害虫とネズミを総称して衛生動物という．これらの衛生動物は種々の疾患を媒介する．また衛生動物に接触することによって，感染症や食中毒を発症させる可能性もある．衛生動物が学校内で生息していると，様々な疾病を生じる可能性があると同時に，児童に不快感を与え学習効率の低下を招くこともある．

3) 教室等の備品の管理

身体的成長がめざましい児童の机，椅子の不具合は，学習能率の低下，疲労感の増幅など健康面に悪影響を与える可能性がある．また最近の学校学習環境においては，机や椅子の使用方法に多様化が進み，通常の学習スタイルに加え，視聴覚機材を用いた学習，コンピュータによる学習，グループ研究やグループ討論など様々な形態で授業が行われており，これらに対応できる机や椅子の形態が求められている．またシックハウス症候群や化学物質過敏症等の防止観点から，化学物質の発生のない，あるいは発生の少ない備品を選び購入する必要がある．

表11-2 学校の清潔，ネズミ，衛生害虫等および教室等の備品の管理に係る学校環境衛生基準一覧

検査項目		検査方法	検査回数	基準
学校の清潔	(1) 大掃除の実施	清掃方法および結果を記録等により調べる	毎学年3回定期	大掃除は，定期に行われていること
	(2) 雨水の排水溝等	雨水の排水溝等からの排水状況を調べる	毎学年1回定期	屋上等の雨水の排水溝等に，泥や砂等が堆積していないこと．また，雨水配水管の末端は，泥や砂等により管径が縮小していないこと
	(3) 排水の施設・設備	汚水槽，雑排水槽等の施設・設備からの排水状況を調べる		汚水槽，雑排水槽等の施設・設備は，故障等がなく適切に機能していること
ネズミ，衛生害虫等	(4) ネズミ，衛生害虫等	ネズミ，衛生害虫等の生態に応じて，その生息，活動の有無およびその程度等を調べる	毎学年1回定期	校舎，校地内にネズミ，衛生害虫等の生息が認められないこと
教室等の備品の管理	(5) 机，椅子の高さ	机，椅子の適合状況を調べる	毎学年1回定期	机面の高さは，座高/3+下腿長，椅子の高さは，下腿長であることが望ましい
	(6) 黒板面の色彩	明度，彩度の検査は，黒板検査用色票を用いて行う		（ア）無彩色の黒板面の色彩は，明度が3を超えないこと．（イ）有彩色の黒板面の色彩は，明度および彩度が4を超えないこと

(日本学校薬剤師会編（2011）学校と学校薬剤師2011，p.77，表4-19，薬事日報社より抜粋)

(3) 水泳プールの学校環境衛生基準

学校における水泳指導は，児童に水泳の技能を習得させるとともに，心身の発達を促進し体力の向上をはかるという観点から積極的に行われている．プールは衛生的でありその施設や設備に破損や故障がなく正常に機能し清潔に保たれ，なおかつプールの周辺にガラス片などの危険物や異物がなく安全であることが必須である．さらに児童が使用する前に身体を十分に洗い，衛生的な身体で水泳ができるようにすることが必要である．学校のプールは多人数で利用することから，一定の適切な衛生管理とともに施設や設備が問題なく機能し，衛生的な環境を保持できるよう水質管理の徹底をはかる必要がある．検査項目，基準値および検査方法を表11-3，表11-4に示した．

表 11-3　プール水の検査項目・基準値

	検査項目	基　準
(1)	遊離残留塩素	0.4 mg/L 以上であること．また，1.0 mg/L 以下であることが望ましい．
(2)	pH 値	5.8 以上 8.6 以下であること．
(3)	大腸菌	検出されないこと．
(4)	一般細菌	1 mL 中 200 コロニー以下であること．
(5)	有機物等	過マンガン酸カリウム消費量として 12 mg/L 以下であること．
(6)	濁度	2 度以下であること．
(7)	総トリハロメタン	0.2 mg/L 以下であることが望ましい．
(8)	循環ろ過装置の処理水	循環ろ過装置の出口における濁度は，0.5 度以下であること．また，0.1 度以下であることが望ましい．

（日本学校薬剤師会編（2011）学校と学校薬剤師 2011，p.87，表 4-21A，薬事日報社より抜粋）

表 11-4　プール水の検査項目・検査方法

	検査項目	方　法
(1)	遊離残留塩素	水道法施行規則第 17 条第 2 項の規定に基づき厚生労働大臣が定める遊離残留塩素および結合残留塩素の検査方法により測定する．
(2)	pH 値	ガラス電極法または連続自動測定機器によるガラス電極法
(3)	大腸菌	特定酵素基質培地法
(4)	一般細菌	標準寒天培地法
(5)	有機物等	過マンガン酸カリウム消費量として，滴定法による．
(6)	濁度	比濁法，透過光測定法，連続自動測定機器による透過光測定法，積分球式光電光度法，連続自動測定機器による積分球式光電光度法，散乱光測定法または透過散乱法
(7)	総トリハロメタン	パージ・トラップ-ガスクロマトグラフ-質量分析計による一斉分析法またはヘッドスペース-ガスクロマトグラフ-質量分析計による一斉分析法
(8)	循環ろ過装置の処理水	比濁法，透過光測定法，連続自動測定機器による透過光測定法，積分球式光電光度法，連続自動測定機器による積分球式光電光度法，散乱光測定法または透過散乱法

（日本学校薬剤師会編（2011）学校と学校薬剤師 2011，p.87，表 4-21B，薬事日報社より抜粋）

11-2 学校薬剤師の未来像

　学校薬剤師は，薬剤師本来の職能を学校保健活動の中で発揮することにより，国民が生涯を通して健康な生活を送ることを目的としている．学校薬剤師は，学校保健活動を推進する中で学校環境衛生の維持・管理の指導・助言に加えて健康相談・保健指導を学校関係者に行う必要があり，今後ますます，学校保健活動への参画が期待されている．学校薬剤師を取り巻く環境が大きく変化しているこの時期に，職務内容を見直し，組織のあり方を検討し，学校薬剤師個々のレベルアップをはかるための制度を確立し，また学校関係者，学校三師（医師，歯科医師，薬剤師），関係団体，関係行政等との連携を密にすることにより，児童生徒の学校環境の維持・改善と健康の保持に貢献しなければならない．これからの学校薬剤師は，積極的に保健教育に参画し，地域保健活動にも積極的に取り組む必要がある．例えば，全国民が受ける生涯を通しての医薬品適正使用教育は，学校薬剤師による小学校・中学校・高等学校における系統的な教育に基づく「薬の正しい使い方」から幕を開ける．今こそ，世界に類をみない学校薬剤師制度がどれだけ有益であるかを示すために，学校薬剤師は自負を持って業務に取り組まなければならない．

11-3 クリニカル　クエスチョン

問1　Case11で，学校薬剤師の職務を引き受けた病院勤務薬剤師Aが認識しておくべき学校薬剤師の役割について説明しなさい．

11-4 演習問題

問1　教室等の環境に係る学校環境衛生基準には，換気および保温等の基準があり，学校薬剤師は快適な室内環境を保つためにその管理を行う必要がある．教室等の環境に係る学校環境衛生基準における検査項目として，誤っているのはどれか．1つ選べ．
1. ダニまたはダニアレルゲン
2. 一酸化炭素
3. 二酸化窒素
4. 浮遊粉じん
5. 揮発性有機化合物
6. 実効輻射温度

問2　学校薬剤師が現場で測定を行うべき項目に含まれないのはどれか．1つ選べ．
1. 学校で発生した害虫に関するアドバイス
2. 学校の保健室における調剤
3. 水泳プールにおける総トリハロメタン量の検査

4. 教室などにおける机や椅子の管理
5. 教室の黒板面の色彩検査

問3 学校薬剤師が中学校の校長から薬物乱用防止教室の講師を依頼された．講義での説明として適切なのはどれか．2つ選べ． （第102回薬剤師国家試験問240）
1. 近年の薬物乱用の特徴として覚せい剤の使用が減少しています．
2. 乱用される薬物の多くは，繰り返し使用していると耐性という現象が起こり，徐々に使用量が増えていきます．
3. 危険ドラッグの依存性は大麻や覚せい剤と比べると強くありません．
4. 覚せい剤とは異なり，危険ドラッグは使用をやめた後に禁断症状が出ることはありません．
5. 危険ドラッグには，麻薬や覚せい剤と同様に，多幸感を高め幻覚作用を起こす成分が含まれていることがあります．

Column　シックハウス症候群とは何ですか？

　シックハウス症候群は，室内にある建材，壁紙，殺虫剤，塗料などから，空気中に放出される多くの化学物質を，吸ったり，肌に触れたりすることが原因で発症すると考えられる．その症状は，目がちかちかする，鼻水，咽頭の乾燥，吐き気，頭痛，湿疹など多様である．また，最近の密閉性の高い家は，空気の入れ換えが少ないので，室内空気中の化学物質の量が増えてしまいがちであり，高気密性の住宅が増えたことも発症原因の1つである．シックハウス症候群は，住宅の高気密化や建材等の使用だけでなく，家具・日用品の影響，カビ・ダニ等のアレルゲン，化学物質に対する感受性の個人差など，様々な要因が複雑に関係していると考えられる．
　なお，「シックハウス症候群」という言葉は和製英語で，欧米ではシックビル症候群（sick building syndrome：SBS）あるいはビル病と呼ばれている．

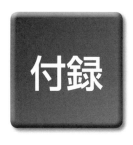

演習問題
解答・解説

序章

問1　4，5
【解説】
1. 誤り．医療の担い手として薬剤師は，薬剤師側の利便性よりも患者の自己決定権を尊重しなければならない．
2. 誤り．お薬手帳は，患者に処方されている医薬品を一元的に管理するために活用されるものである．
3. 誤り．保険薬剤師は，保険医等の交付した処方箋に基づいて，患者の療養上妥当適切に調剤ならびに薬学的管理および指導を行わなければならない．
4. 正しい．地域薬局は，開局時間以外でも緊急時に対応できる体制を整え，24時間対応可能な体制を整えることが望ましい．
5. 正しい．薬局で得られた患者の服薬状況や副作用の発現状況等の状況を医師等へフィードバックするよう努めなければならない．

問2　5
【解説】
1. 正しい．新規医薬品を採用する際は，医薬品の有効性，相互作用，品質，使用期限，保存方法などの情報提供体制などに関する情報を収集し，採用医薬品情報の提供が少ない薬剤は，その医薬品の採用を控えるよう提言する．
2. 正しい．個々の入院患者に対して適切な服薬指導を行うためには，既往歴，入院前の投薬歴，アレルギー歴，副作用歴などの患者情報を収集する必要がある．
3. 正しい．薬剤師は，患者の持参薬が当該医療機関で採用されているのか情報を提供するとともに，その問題点（入院中に持参薬やその同種同効薬を服用する場合，当該薬剤が手術や検査，治療に影響するか否かなど）についての見解を主治医に提示する必要がある．
4. 正しい．入院患者に医薬品を適正に使用したにもかかわらず副作用が発生した場合，薬剤師は患者の相談に応じるとともに，健康被害救済制度について説明し，救済申請の支援を行う．また，その情報は行政機関等に報告する．
5. 誤り．回収される製品によりもたらされる危険クラスⅠ〜Ⅲの3つに分類され，クラスⅠに該当する被害が発生する原因となると考えられる対象の医薬品を使用している患者には，その症状を確認し，必要に応じて受診勧奨等を行う．

問3　4, 5
【解説】
1. 正しい．近年，質が高く，安心で安全な医療を求める患者・家族の声が高まる一方で，医療の高度化や複雑化に伴う業務の増大により医療現場の疲弊が指摘されるなど，医療の在り方が根本的に問われているところである．こうした現在の医療の在り方を大きく変える取り組みとして，それぞれ高い専門性を持つ医療従事者が協働して，患者中心の医療を実践する「チーム医療」を推進することの重要性が強く認識されている．
2. 正しい．クリニカルパスとは，疾患ごとに治療・検査・ケア・処置・指導などの内容やタイミングなどを時間軸に沿ってまとめたもので，疾患ごとの診療基準となるスケジュール表のことである．クリニカルパスを導入することにより，根拠に基づいた医療（EBM）の実践につながり，一定の質を保った標準的医療の提供，医療費の削減，患者の意識向上，患者と医療従事者のコミュニケーション増加などが可能となる．
3. 正しい．退院時共同指導とは，入院中の患者について，退院後の訪問薬剤管理指導業務を担う患者に指定された保険薬局の薬剤師が，入院先の病院に赴いて，患者の同意を得て退院後の在宅での療養上必要な説明および指導を入院先の病院の医師・看護師などと共同で行うことをいう．
4. 誤り．服薬コンプライアンスや患者のアレルギー歴などの患者情報の管理，円滑な疑義照会などを考慮すると，医療機関と保険薬局は患者情報を共有し，連携をとることが重要である．しかし，保険薬局は患者自身が自由に選択できるものでなければならず，医療機関が患者に対して特定の保険薬局を指定してはならない．
5. 誤り．病院薬剤師と保険薬局薬剤師の連携は薬薬連携といい，病院薬剤師と保険薬局薬剤師の連携のもと，薬物治療に必要な患者情報を共有することにより，安全かつ有効な薬物療法を継続して患者に提供するために行われる．

問1　3, 4
【解説】
1. 誤り．かかりつけ薬局を1つに決めることで，患者情報を一元管理することができる．
2. 誤り．かかりつけ薬局は患者自身が自分の意思で決めるもので，処方医により決定されるものではない．
3. 正しい．患者がかかりつけ薬局を決めることで，薬歴により患者の服用薬剤を保険薬局が一元管理し重複投与・相互作用を防止することができる．
4. 正しい．

問2　1, 4
【解説】
1. 正しい．医薬分業の本旨は，薬剤師による処方内容のチェックを通じた医薬品の適正使用

である．薬物療法の有効性・安全性を確保するためには，服薬情報の一元的・継続的な把握等が必要であることからすると，かかりつけ薬剤師・かかりつけ薬局は医薬分業の原点そのものであるといえる（厚生労働省より抜粋）．
2. 誤り．調剤の求めがあった場合には，正当な理由がない限り拒んではならない．かかりつけ薬剤師として，開局時間外であっても，薬の副作用や飲み間違い，服用のタイミング等に関し随時電話相談などで対応する必要がある．
3. 誤り．地域包括ケアの一環として，残薬管理等のため，在宅対応にも積極的に関与すべきである．
4. 正しい．かかりつけ薬剤師が薬歴管理を行うことにより，要指導医薬品・一般用医薬品を含め，複数の診療科受診による重複投与，相互作用の有無の確認などができ，薬物療法の有効性・安全性が向上する．

問3 2, 3, 5
【解説】
1. 誤り．薬剤師として3年以上の薬局勤務経験があり，同一の保険薬局に週32時間以上勤務しているとともに，当該保険薬局に半年以上在籍していることが必要．
2. 正しい．地域活動の例として，行政機関や医療関係団体等が主催する住民への説明会，相談会，研修会等への参加や講演等の実績に加え，学校薬剤師として委嘱を受け，実際に児童・生徒に対する医薬品の適正使用等の講演等の業務などが該当する．
3. 正しい．患者のお薬手帳等にかかりつけ薬剤師氏名，勤務先の保険薬局の名称・連絡先を記載する必要がある．
4. 誤り．患者から24時間相談に応じる体制をとり，開局時間外の連絡先を伝えるとともに，勤務表を作成して患者に渡すこと．ただし，やむを得ない場合は，当該薬局の別の薬剤師が対応しても差し支えない．
5. 正しい．

問1 3, 4
【解説】
1. 誤り．高齢者や小児，乳幼児，妊婦は医師の診療を優先する．
2. 誤り．要指導医薬品・一般用医薬品で対応できない疾患の可能性があるので，受診勧奨する．
3. 正しい．薬剤師は，体調のすぐれない顧客が薬局を訪れた際には顧客の症状・訴えなどから，受診勧奨，要指導医薬品・一般用医薬品による対応，生活指導のいずれかに振り分け，適切な対応を提案する必要がある．
4. 正しい．要指導医薬品・一般用医薬品も他の医薬品と同様に副作用発現のリスクを併せ持つ．クロルフェニラミンマレイン酸塩のように眠気の出やすい成分も含まれるため，注意

して選択する．
5. 誤り．クロルフェニラミンマレイン酸塩製剤などはアルコールの影響でその作用が増強される．要指導医薬品・一般用医薬品においても生活習慣や他薬物との相互作用について注意する必要がある．

問2　4, 5
【解説】
1. 誤り．プソイドエフェドリン塩酸塩は交感神経刺激作用があり，肝臓でのグリコーゲン分解を促進し，高血糖を起こすことがあるため，注意が必要である．
2. 誤り．喫煙は控えるべきであるが，本薬の各成分に対して喫煙による影響は考えにくい．
3. 誤り．d-クロルフェニラミンマレイン酸塩は第一世代に分類される抗ヒスタミン薬である．また，脂溶性が高く，脳内に移行しやすいため眠気や集中力の低下などの中枢抑制作用がみられる．
4. 正しい．ジヒドロコデインリン酸塩は，μ受容体に作用することで腸管運動を抑制し便秘を起こすことがある．
5. 正しい．プソイドエフェドリン塩酸塩は，交感神経刺激作用により口渇などの副作用があらわれることがある．他にも，不眠，めまい，振戦，不整脈等の副作用がある．

問3　1, 3
【解説】
1. 正しい．L-カルボシステインは，喀痰中のシアル酸，フコースの構成を正常化することにより去痰作用を示す．ブロムヘキシン塩酸塩は，気管支腺分泌を促進することにより去痰作用を示す．
2. 誤り．アセトアミノフェンやエテンザミドは，解熱鎮痛を目的として用いられる薬剤であり，本患者に対して投与する必要はない．
3. 正しい．デキストロメトルファン臭化水素酸塩水和物は，延髄の咳中枢に直接作用し，咳反射を抑制するため，鎮咳薬として用いられる．ジプロフィリンは，気管支を拡張する．これらにより咳を鎮めて痰を出しやすくする．
4. 誤り．d-クロルフェニラミンマレイン酸塩は，抗コリン作用が強く，本患者のように緑内障のある患者に対しては投与禁忌である．
5. 誤り．イブプロフェン，アリルイソプロピルアセチル尿素は，消炎，鎮痛を目的に用いられる薬剤であり，本患者に対して投与する必要はない．

Case 3

問1　2, 4
【解説】
1. 誤り．安定した血中濃度が得られる経口投与を優先する．

2. 正しい.
3. 誤り. 特に痛みが持続性の場合は血中濃度を一定に保つことが重要となり，時刻を決めて一定の使用間隔で投与する.
4. 正しい.

問2　2, 4
【解説】
1. 誤り. 第1段階の非オピオイド鎮痛薬.
2. 正しい.
3. 誤り. 第2段階の弱オピオイド鎮痛薬.
4. 正しい.
5. 誤り. 第2段階の弱オピオイド鎮痛薬.

問3　1
【解説】
1. 正しい.
2. 誤り. 算定条件にはない.
3. 誤り. 週1回程度の開催が必要である.
4. 誤り. 緩和ケアの経験を有する薬剤師（麻薬が投薬される悪性腫瘍患者に対する薬学的管理および指導などの緩和ケアの経験）.

問1　1, 3
【解説】
1. 正しい. 患者が他の医療機関から処方され，現在服用中の医薬品に関する情報を提供するだけでなく，医師Bが処方予定の医薬品名を聞き取ることにより，医薬品の併用による相互作用や重複投与を回避することにつながるため，情報を適切に提供すべきである.
2. 誤り.
3. 正しい. 患者が服用している医薬品に関する情報のほか，患者のアレルギー歴や副作用歴，既往歴などに関する情報を提供することにより，医師Bが処方する際に適切な医薬品の選択が可能となり，患者によりよい医療を提供することにつながるため，情報を適切に提供すべきである.
4. 誤り.
5. 誤り. 医師Bは第三者に該当するが，薬局薬剤師が医師Bに情報を提供することにより，重複投与や相互作用を未然に防止することが可能となり，患者Aの診療がより適切なものとなるため，患者情報を適切に提供すべきである.

問2　3, 4
【解説】
4-1-4「地域包括ケアシステム」における保険薬局の役割の項を参照.

問3　5
【解説】
　保健機能食品の販売は，健康サポート薬局に求められる健康サポート機能には含まれていない．健康サポート薬局の詳細はCase 1　1-1-4を参照.

問1　3
【解説】
1. 正しい．医療保険を使って在宅に入る場合は在宅患者訪問薬剤管理指導料，介護保険を使う場合は居宅療養管理指導料として各保険に請求する．
2. 正しい．在宅患者訪問薬剤管理指導料，居宅療養管理指導料ともに，月4回算定できる．ただし算定する日の間隔は6日以上とする．また末期の悪性腫瘍の患者および中心静脈栄養法の対象患者については，週2回かつ月8回に限り算定できる．
3. 誤り．在宅医療では他職種との連携が重要であり，訪問結果の報告は処方医以外の医療関係職種に対しても提供する必要がある．
4. 正しい．今後さらに高齢化が進むことを踏まえて厚生労働省は，重度な要介護状態となっても住み慣れた地域で自分らしい暮らしを人生の最後まで続けることができるよう，地域包括ケアシステムの構築を目指している．
5. 正しい．高齢化の進展状況には大きな地域差が生じていることから，地域包括ケアシステムは，保険者である市町村や都道府県が，地域の自主性や主体性に基づき，地域の特性に応じてつくり上げていくことが必要である．

問2　2, 4
【解説】
1. 誤り．居宅療養管理指導は，要介護者の居宅で実施されるものである．通所介護（デイサービス）を受けるために滞在している施設では実施できない．
2. 正しい．居宅療養管理指導の内容について，速やかに記録（薬局薬剤師は薬剤服用歴の記録，医療機関の薬剤師は薬剤管理指導記録）を作成し，医師または歯科医師に文書で報告する．
3. 誤り．健康保険法による保険薬局・保険医療機関の指定を受けた場合，居宅療養管理指導等のサービスに限り介護保険に基づく居宅サービス事業者の指定を受けたものとみなされる．
4. 正しい．ただし薬剤師が1人で，居宅療養管理指導を実施する際は，定期的または不定期

に薬局を閉局することになる．

問3　4
【解説】
　腸溶錠は，胃で分解を受ける薬物や胃に対して刺激性のある薬物などに有効である．粉砕やぬるま湯への溶解は，その製剤の特性（効果）が失われてしまうため，適切ではない．訪問においては処方医に処方変更の依頼をすることが望ましい．

問1　1，4
【解説】
1. 正しい．かかりつけ医により処方を一元管理することが望ましいが，困難な場合まず調剤については，かかりつけ薬局で一元化することが好ましい．
2. 誤り．疾患別専門医療を受けることが最善の医療と思われがちだが，高齢者にとっては必ずしもそうではない．過少でも過剰でもない適切な医療，および残された期間のQOLを大切にする医療が最善の医療であると，日本老年医学会の立場表明でも述べられている．
3. 誤り．残薬確認は，服薬指導やお薬相談と同様に，かかりつけ薬局の重要な機能である．
4. 正しい．処方を一元管理できない場合，お薬手帳は重要な情報源となる．ただしお薬手帳を診療科や病院ごとに分けて何種類も持っている高齢者がいることに注意する必要がある．
5. 誤り．一包化調剤には，長期保存できない，途中で用量調整できないなどの欠点があり，緩下剤や睡眠薬など症状によって飲み分ける薬剤は別にする．

問2　3，4
【解説】
1. 正しい．過去の研究では服用薬剤数が5種類を超えると高齢者の脆弱性，機能障害，認知機能，転倒や薬剤関連有害事象が増えることが報告されている．
2. 正しい．特に慎重な投与を要する薬物の中には，高齢者で重篤な有害事象が出やすい，あるいは有害事象の頻度が高いものが選定されており，安全性に比べて有効性が劣る，もしくはより安全な代替薬があると判断された薬物である．
3. 誤り．日本老年医学会が作成したガイドラインによると糖尿病薬の中のSU薬は可能であれば使用を控え，代替案としてDPP-4阻害剤を考慮すると記載されている（高齢者の安全な薬物療法ガイドライン2015より）．
4. 誤り．ポリファーマシーの処方に対して，薬剤師は薬物有害事象を回避するための提案をしていくことが重要であり，薬剤数を減らすことが本来の目的ではない．

問3　1

【解説】
1. 誤り．フレイルとは，高齢期に生理的予備能が低下することでストレスに対する脆弱性が亢進し，生活機能障害，要介護状態，死亡などの転帰に陥りやすい状態で，筋力の低下により動作の俊敏性が失われて転倒しやすくなるような身体的問題のみならず，認知機能障害やうつなどの精神・心理的問題，独居や経済的困窮などの社会的問題を含む概念である（日本老年医学会が提唱した定義）．
2. 正しい．サルコペニアとは，身体的な障害や生活の質の低下，および死などの有害な転帰のリスクを伴うものであり，進行性および全身性の骨格筋量および骨格筋力の低下を特徴とする症候群である（国立長寿医療研究センターより）．
3. 正しい．フレイルサイクルとは加齢に伴う変化や慢性的な疾患によってサルコペニアとなり，筋肉量・筋力の減少によって基礎代謝量が低下すると，1日のエネルギー消費量が減って，食欲が低下し，食事の摂取量が減少して低栄養となる．これをわかりやすくまとめたものがフレイルサイクルである．
4. 正しい．フレイル対策として，持病のコントロール，運動療法，食事療法，感染症の予防などがあげられている．

問1　3

【解説】
1. 誤り．「医療事故」を説明する内容である．
2. 誤り．「アクシデント」を説明する内容である．
3. 正しい．
4. 誤り．「医療事故」を説明する内容である．

問2　1，3

【解説】
1. 正しい．
2. 誤り．医療従事者の過失を伴わない事象を含む「医療事故」を説明するキーワードである．
3. 正しい．
4. 誤り．患者への被害が発生しない事例を説明するキーワードである．
5. 誤り．薬剤師の業務に限定した事例を説明するキーワードである．

問3　3，5

【解説】
　医療法施行規則によって報告義務のある医療機関は，特定機能病院（高度先端医療行為を必要とする患者に対応する病院として厚生労働大臣が承認），大学病院の本院，国立高度専門医

療センター，国立病院機構，国立ハンセン病療養所と定められている．

問1　3
【解説】
　ベンゾジアゼピン系薬の解毒薬はフルマゼニルである．これはベンゾジアゼピン受容体への競合拮抗作用に基づく．

問2　1, 2, 3, 4
【解説】
　学校保健安全法により「大学以外の学校には，学校歯科医及び学校薬剤師を置くものとする」と規定されている．

問3　2, 4
【解説】
　注射剤は10アンプル，経皮吸収型製剤は10枚以上で知事に届出をする必要がある．

問1　2, 5
【解説】
1. 正しい．平時では，薬剤師が調剤を行う場所は薬局（病院等の調剤所を含む）に限定されているが，災害時においては避難所や救護所など薬局以外の場所で調剤を行うことが認められている．
2. 誤り．災害時においても，平時と同様，処方箋の交付権は医師等にあり，薬剤師は処方箋を交付することはできない．
3. 正しい．平時であれば，処方箋医薬品は処方箋を持つ者のみに交付することができるが，災害時においては，患者の担当医からの情報やお薬手帳に記載された情報などから，患者が普段から処方箋医薬品を服用していることが明らかであれば，処方箋を持たなくても，患者へ処方箋医薬品を交付することができる．
4. 正しい．
5. 誤り．

問 2　1, 3
【解説】
1. 誤り．被災地における薬剤師の救護活動は，薬剤師法第1条「薬剤師の任務」のうち，「調剤」と「医薬品の供給」のみならず，「その他薬事衛生」も含まれる．
2. 正しい．
3. 誤り．避難所等におけるトイレの消毒等，避難所等の衛生管理は，薬剤師法第1条の「その他薬事衛生」に含まれ，薬剤師の大切な任務である．
4. 正しい．災害対策基本法において，災害とは，以下のように定義されている．
   ① 暴風，豪雨，豪雪，洪水，高潮，地震，津波，噴火その他の異常な自然現象または大規模な火事もしくは爆発
   ② 放射性物質の大量放出，多数の者の遭難を伴う船舶の沈没その他大規模な事故
   　一方災害に対し，人間活動による環境汚染によってヒトの健康や生活環境が損なわれることにより生じる被害は公害であり，典型的なものに大気汚染，水質汚濁，土壌汚染，騒音，振動，地盤沈下および悪臭があり，これらは「典型七公害」と呼ばれる．
5. 正しい．

問 1　5, 6
【解説】
1. オロパタジン塩酸塩，ジフェンヒドラミンともに禁止物質でない．
2. トラベルミン®（ジフェンヒドラミンサリチル酸塩，ジプロフィリン）に禁止物質は含まれない．
3. チアマゾールは禁止物質でない．
4. 人工涙液マイティア®（塩化カリウム，塩化ナトリウム）に禁止物質は含まれない．
5. ボクシングは体重別種目であり，利尿剤の使用は急速に体重を減らすため禁止物質に該当する．
6. チョウジに含まれるヒゲナミンには気管支拡張，心臓収縮力増強効果があるため禁止物質に該当する．

問 2　3, 5
【解説】
1. ホミカエキス散にはストリキニーネが含まれ，競技時に禁止される興奮薬に該当する．
2. メトキシフェナミン塩酸塩はβ_2刺激作用があり，常に禁止される物質に該当する．
3. ドーピング禁止物質は含まれない．カフェインは監視プログラム（2018年）に含まれるが禁止物質ではない．
4. プソイドエフェドリン塩酸塩は，競技時に禁止される興奮薬に該当する．
5. ドーピング禁止物質は含まれない．

問3　2
【解説】
　メチルエフェドリンは禁止薬物に指定されている．メチルエフェドリンは総合感冒薬，鼻炎薬や麻黄（マオウ）が配合された漢方薬にも注意が必要である．

問4　5
【解説】
1. 誤り．テストステロンは男性ホルモンであり，外用剤であっても禁止物質である．
2. 誤り．エストラジオールは女性ホルモンであり，ヒゲを濃くする効果はない．
3. 誤り．ミノキシジルは頭皮用の発毛促進剤であり，頭皮以外への使用は不適切である．
4. 誤り．ヒドロコルチゾン酢酸エステルは糖質コルチコイドであり，経口使用は禁止されているが外用剤としての使用は問題ない．ただし，ヒゲを濃くする目的での販売は不適切である．
5. 正しい．タンパク同化作用を有する薬物は常に禁止される物質であり，男性ホルモンを主成分とする外用剤は販売しないことが適切な対応となる．

問5　プソイドエフェドリン以外の抗アレルギー薬への変更と，鼻炎症状の緩和のために抗アレルギー作用のある点鼻薬の併用を処方提案する．
　例）アレグラ®
　　　　2錠（1日量）　2×朝夕食後　14日分
　　　アラミスト®点鼻液27.5 μg　56噴霧用（フルチカゾンフランカルボン酸エステル）　1本
　　　　1日1回就寝前　1回各鼻腔に2噴霧
【解説】
　プソイドエフェドリンは2015年1月の世界アンチ・ドーピング規定改正で，尿中濃度が150 μg/mL未満であれば使用可能だが，超えた場合は競技時に禁止される興奮薬に該当する．尿中濃度150 μg/mLはプソイドエフェドリン240 mg/日を内服した場合の検出量として設定されており，ディレグラ®の常用量を服用するとドーピング違反となる尿中濃度を超える可能性が十分に考えられる．

問1　6
【解説】
　教室等の学校環境衛生基準の達成状況を調査するため，検査項目ごとの方法，またはこれと同等以上の方法により検査を行うこととされている．検査項目は，①換気，②温度，③相対湿度，④浮遊粉じん，⑤気流，⑥一酸化炭素，⑦二酸化窒素，⑧ダニまたはダニアレルゲン，⑨揮発性有機化合物（ホルムアルデヒド，トルエン，キシレン，パラジクロロベンゼン，エチルベンゼン，スチレン）である．

問2　2
【解説】
　調剤は，原則として，薬局や病院等の調剤所で行うものであり，学校の保健室において調剤を行うことはない．学校薬剤師の業務は，学校環境衛生基準において規定されている．

問3　2，5
【解説】
1. 誤り．平成20年以降の覚せい剤事件による検挙人数の推移は，ほぼ横ばいであり，減少していない．
2. 正しい．
3. 誤り．危険ドラッグは，法律で規制されないよう覚せい剤，麻薬，大麻など規制薬物の化学構造に似せてつくられており，規制薬物と同等の作用を有する成分を含むものが多く，依存性が強くないとはいえない．危険ドラッグには，すでに規制されている麻薬や覚せい剤の化学構造を少しだけ変えた物質が含まれ，身体への影響は麻薬や覚せい剤と変わらないか，麻薬や覚せい剤より危険な成分が含まれている可能性がある．危険ドラッグの成分や含有量は物によりバラバラで，使用により吐いたり，意識を失ったり様々な健康被害が報告されており，死に至ることもある．危険ドラッグの使用により依存が形成され耐性ができ，使用量が増える悪循環に陥る．危険ドラッグは脳に強く作用し，幻覚・幻聴，疲労・倦怠感，学習能力の低下などを引き起こす．
4. 誤り．危険ドラッグは，覚せい剤，麻薬，大麻などと化学構造を似せてつくられており，危険ドラッグの使用をやめた後に禁断症状が出ないとはいえない．
5. 正しい．

索　引

あ行

安全性速報	121, 123
ICT（infection control team）	25
イエローレター	121, 122
医薬品	54
医薬分業	30
医療過誤	116
医療事故	116
医療事故情報収集等事業	118
AST（antimicrobial stewardship team）	25
お薬手帳	108, 149
オーバードーズ	130
オピオイド鎮痛薬	63

か行

介護保険	85
外来化学療法	21
かかりつけ薬剤師	31, 34, 39, 75, 108
かかりつけ薬局	32, 73, 75, 108
学校環境衛生基準	177, 179, 181
学校薬剤師	130, 175, 176, 183
患者情報	4
緩和ケアチーム	65
偽造処方箋	136
QOL	60
居宅療養管理指導	90
緊急安全性情報	121, 122
禁止表国際基準	160
ゲートキーパー	53
健康管理	44
健康サポート薬局	36, 37
健康日本21	47
向精神薬	134

さ行

災害用救急薬袋	145
災害用処方箋	144
在宅医療	89
在宅患者訪問薬剤管理指導	90
サルコペニア	104
シックハウス症候群	184
処方監査	5
処方箋	3
処方提案	19
診療報酬	78
スポーツファーマシスト	157
世界アンチ・ドーピング規程	158
セルフメディケーション	45
セルフメディケーション税制	45
SOAP	10

た行

WHO式がん性疼痛治療法	61
地域包括ケアシステム	72, 74, 88
チーム医療	18, 64
調剤	2, 6, 123
調剤監査	6
調剤録	13
鎮痛薬	63
TDM	20
ドーピング	159, 160
トレーサビリティ	55
トレーシングレポート	109, 110

は行

ヒヤリ・ハット	118
病院薬局	1, 15
ファーマシューティカルケア	73
副作用	20, 129
服薬指導	9
ブルーレター	121, 123
フレイル	103
プロトコール	18
分割調剤	22
ベンゾジアゼピン系薬	128
保健機能食品	50
保険薬局	1
ポリファーマシー	103

ま行

無菌調製	23

や行

薬学的管理	19, 20
薬剤情報提供書	8
薬剤服用歴	10
薬袋	7
薬物中毒	132, 133
薬物乱用	52, 130
薬歴	10
薬局アイテム	51
有効性	20
要介護度	88
予防医学	46

ら行

リフィル処方	21

編著者プロフィール

下枝　貞彦（しもえだ　さだひこ）
東京薬科大学薬学部
臨床薬剤学教室教授

1989 年	名城大学薬学部薬学科卒業
1989 年	長野赤十字病院薬剤部　入職
2007 年	博士（薬学）（新潟薬科大学）
2008 年	新潟薬科大学薬学部臨床薬学研究室講師
2009 年	東京薬科大学薬学部医療衛生薬学科准教授
2016 年 4 月より現職	

専門：がん化学療法, 臨床腫瘍学, 深在性真菌症
専門薬剤師等：日本医療薬学会がん指導薬剤師, 日本医療薬学会がん専門薬剤師, 日本医療薬学会指導薬剤師, 日本医療薬学会認定薬剤師, 日本薬剤師研修センター研修認定薬剤師
長野県出身
趣味は焚き火, キャンプ, 渓流釣り, スキー

杉浦　宗敏（すぎうら　むねとし）
東京薬科大学薬学部
医薬品安全管理学教室教授

1986 年	東京薬科大学薬学部衛生薬学科卒業
1986 年	東京大学医学部附属病院薬剤部研修生入局
1987 年	東京大学医学部附属病院薬剤部入職
1998 年	東京大学医学部附属病院薬剤部主任
2006 年	博士（薬学）（東京大学）
2009 年	東京薬科大学薬学部医療衛生薬学科准教授（医薬品安全管理学教室）
2014 年 4 月より現職	

専門：医療薬学, 緩和ケア
日本医療薬学会指導薬剤師, 認定薬剤師
愛知県出身
趣味は旅行, 野球観戦

ケーススタディ薬局病院薬学

定価（本体　4,800 円＋税）

2019 年 3 月 16 日　初 版 発 行©

編 著 者　下 枝 貞 彦
　　　　　杉 浦 宗 敏

発 行 者　廣 川 重 男

印 刷・製 本　㈱アイワード
表紙デザイン　㈲羽鳥事務所

発 行 所　京 都 廣 川 書 店
　　　　東京事務所　東京都千代田区神田小川町 2-6-12 東観小川町ビル
　　　　　　　　　　TEL 03-5283-2045　FAX 03-5283-2046
　　　　京都事務所　京都市山科区御陵中内町　京都薬科大学内
　　　　　　　　　　TEL 075-595-0045　FAX 075-595-0046

URL：http://www.kyoto-hirokawa.co.jp/

京都廣川・刊行書 ⑨

お作法的な事前実習ではなく，8 疾患 35 症例を題材に，実践的な考え方を学ぶための新世代テキスト．実習前に，臨床における薬学的介入を学ぶための良書．

8大疾患・35症例から臨床を考える
実践事前実習テキスト（上・下）

編著　日本大学薬学部教授　林　宏行　　日本大学薬学部教授　日髙　慎二　　日本大学薬学部教授　福岡　憲泰

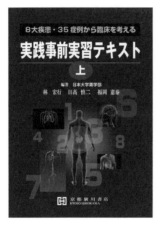

B5 判　338 頁　6,800 円（税別）
ISBN コード：978-4-909197-28-3

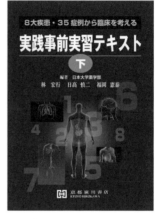

B5 判　360 頁　7,000 円（税別）
ISBN コード：978-4-909197-29-0

薬剤師の技能は理論に基づいている．理論と実践を 500 点以上の豊富な写真とイラストを用い，一冊の本で解説したテキスト．OSCE 対策にも最適．フルカラー 4 色刷．

グラフィックガイド
薬剤師の技能 [第2版]
理論まるごと実践へ

責任編集　近畿大学薬学部教授　髙田　充隆

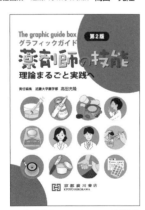

B5 判　多色刷　320 頁　7,000 円（税別）
ISBN コード：978-4-909197-21-4

国内外の薬局の成り立ち，法制度，開設，財務，人事，医薬品管理，医薬品情報の取り扱いまで，薬局運営マネジメントを総合的に詳説．

薬局管理学
薬局運営次世代型マネジメント

著　東邦大学薬学部教授　　　石井　敏浩
　　東邦大学薬学部准教授　　藤枝　正輝
　　元東邦大学薬学部准教授　渡辺　朋子

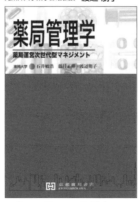

B5 判　204 頁　5,200 円（税別）
ISBN コード：978-4-909197-12-2

地域における薬のプロとして，予防・薬物・災害等を含む生活との関係を説いた書．臨床編も刊行予定．薬学部の「地域医療」のテキストとして最適．

薬剤師と地域医療
Vol.1 理論編

著　東邦大学薬学部教授　　　石井　敏浩
　　元東邦大学薬学部准教授　渡辺　朋子

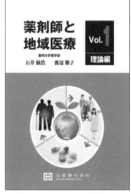

B5 判　184 頁　4,800 円（税別）
ISBN コード：978-4-906992-79-9

京都廣川書店
KYOTO HIROKAWA　　URL: http://www.kyoto-hirokawa.co.jp/